Couverture et dessins en pages intérieures :
Alexandra STEIBLE-BARRE

Editions Le Souffle d'Or
B.P. 3 - 05300 BARRET LE BAS
ISBN 2-904670-02-5

Nouvelle édition corrigée 1986

PAR L'IMPRIMERIE DES BEAUX ARTS
L'OULETTE, SOUBÈS
34700 LODÈVE

Fleurs et Santé

Iona Sarah Solomon

Fleurs et Santé

Les Harmonisants du Dr Bach

Médecine de transition

Le Souffle d'Or

Remerciements d'Alexandra Steible-Barre à :
– Mme Jeannette Roux - Viens
– aux docteurs Catherine et Bernard (Vaucluse)
– au Docteur Eliott à Cannes
– à Pierre Barre pour son soutien quotidien.

"Les Editions Souffle d'Or tiennent à remercier les Editions C.W. Daniel Limited, Saffron Walden, Angleterre, pour leur aimable autorisation d'inclure dans le présent livre de nombreux extraits de THE MEDICAL DISCOVERIES OF EDWARD BACH et THE GUIDE TO THE BACH FLOWER REMEDIES.

De même, elles tiennent à remercier Le Courrier du Livre pour son aimable autorisation d'utiliser de nombreuses citations de GUERISON PAR LES FLEURS, par le Docteur Edward Bach et GUIDE DES FLEURS GUERISSEUSES, par Philip Chancellor."

"Ce livre est dédié à tous ceux qui le liront et qui, se mettant en chemin vers leur expression propre de la santé, prendront leur vie à plein cœur".

REMERCIEMENTS

"A mes filles Deborah et Ruthie pour leur patience et leurs encouragements".

Iona SARAH SOLOMON

Edward Bach fut d'abord médecin biologiste c'est-à-dire qu'il commença par pratiquer une médecine limitée par l'aspect visible, microscopique, des causes des maladies.

Après un temps d'exercice, certaines expériences particulières le conduisirent à une première révélation : l'Homéopathie, médecine de l'invisible. Le remède homéopathique est chargé d'une énergie invisible qui agit sur un corps invisible. De l'association de la biologie et de l'homéopathie naquirent les sept nosodes qui portent son nom et qu'il convient de prescrire en tenant compte des caractéristiques mentales du malade et non plus de la maladie.

Poursuivant sa quête de nouveaux remèdes, l'observation du phénomène de la rosée lui fit découvrir le domaine plus subtil de l'action du soleil qui extrait la vertu de la plante dans chaque goutte de rosée. Pendant cinq ans il mit au point les trente-huit remèdes floreaux représentant le registre des troubles de la personnalité humaine : ultime étape avant le « Guéris-toi toi-même», en retrouvant la joie.

Le prescripteur des remèdes floraux, devant entrevoir les causes subtiles de la maladie, avant sa matérialisation, les utilisera selon son développement spirituel. Il aidera le patient à régler par lui-même le conflit entre son âme et son esprit. Ainsi Hippocrate disait : « lorsque l'on est tombé malade, il faut changer de manière de vivre » car il n'y a pas de guérison sans un effort mental et spirituel.

Alain, Catherine, Bernard et Paul
docteurs en médecine.

Apt, le 28 Août 1983

"Du chant des plantes est faite la mélodie du berger"

Rav Nachman Mibreslov

PRÉFACE

"Il suffit de peu pour engendrer un sourire, et il suffit d'un sourire pour que tout devienne possible".

Un livre offert par un ami au moment juste où les points de repère établis s'effondraient, et pointe un chemin nouveau...

Ce livre était : Le zen macrobiotique, de George Ohsawa et le chemin nouveau celui de la Médecine Alternative / Médecine de transition / Auto Guérison / Paix.

C'était en 1968 à Copenhague.

De même que quelques années plus tard, la vie même du docteur E. Bach allait être un fanal sur ma route de thérapeute, celle de George Ohsawa et sa définition du bonheur, de la justice et de la santé éveilla en mon cœur un espoir exigeant qui me conduira, quelques deux ans plus tard, à Boston pour y étudier "Médecine Orientale".

"Ne lâche pas la queue du bœuf" me disait mon maître de Taï-Chin, Zea Lao Shin.

Recherches et études font partie de l'ordinaire du jour.

Puis une urgence m'amena à découvrir que mes mains pouvaient transmettre un courant de guérison - je dirais aujourd'hui de ré-harmonisation - et quelques deux ans plus tard, ce fut le "Handbook of Flower Remedies" du Dr. Chancellor qui fut le nouveau sourire sur la route.

Ce ne fut pas le coup de foudre car en ces temps je me refusai à tout apport "extérieur" dans le processus de guérison, mais après avoir lu "les 12 guérisseurs" écrit par le Dr. Bach lui-même, je sus que j'avais un ami de plus pour m'éclairer le chemin. Là, ce fut le coup de foudre et je commençai à étudier à fond, puis à faire des essais sur moi-même puis sur mes proches (avec leur assentiment), puis sur mes amis, les amis des amis et la spirale est allée s'élargissant jusqu'à ce jour où, après avoir vu des centaines de "cas", je suis toujours étonnée comme une enfant.

"Que la simplicité de cette méthode ne vous décourage pas" Dr. E. Bach.

C'est cette même simplicité qui fait sa force et ces quelques 12 ans de pratique m'ont amené à voir les "gouttes aux fleurs" en tant qu'harmonisant et mon travail d'écoute comme celui d'une harmonisatrice plus que celui d'une thérapeute.

En 1979, je fondai à Viens : "Lou Tambourinaïre", association loi de 1901, visant à informer sur

la santé
l'agriculture
et l'harmonie en général.

La revue "Karouna", que j'avais lancée au Danemark en bilingue, prit robe française : repas, accouchement"naturel", etc...

Des faits "divers" m'amenèrent en Israël en 1982 où je poursuis travail et recherches vers la simplicité d'action à tous les niveaux.

En Israël, j'ai fondé "Nitzan-Nitzanit" (le bourgeon) association loi de 1901, ayant toujours pour but d'informer, de réveiller, de faire pont entre différents ilôts de lumière. Karouna est devenu "Tzalaf" (fleur de caprier). La Terre est au Cosmos ce que le corps est pour toi. Terre saine. Corps sain.

La première partie de ce livre est une traduction de "Vie et Découvertes" de Nora Weeks, car je suis persuadée que la vie du Dr. Bach peut être une inspiration à plus d'un. La dernière partie est une sélection d'historiques de cas, tirés de Handbook of Flower Remedies" du Dr. Chancellor.

En quelques 12 ans de pratique, j'ai assisté à de nombreuses guérisons, même dans des cas graves dits "terminaux", mais je ne veux pas dire par là que les harmonisants peuvent **tout** guérir et que c'est là **la** seule façon de se soigner. La vraie guérison vient de l'intérieur et les harmonisants ouvrent le chemin pour que la force de vie qui coule en nous puisse nettoyer, raviver et entretenir la santé du corps et de l'esprit.

Entre les scientifiques Quarkistes qui découvrent "une sorte de colle cosmique qui relie tout et tous, et les mystiques qui entendent le chant de Dieu en tout, le fossé se rétrécit de plus en plus... L'Aube pointe, elle contient le vrai secret de la Santé... Chut...

INTRODUCTION

Pour le malade d'aujourd'hui à la recherche d'un remède, plusieurs médecines s'offrent à lui ; allopathie, homéopathie, naturopathie, harmoniepathie, et Joie (sans pathie) !

Beaucoup d'entre nous s'arrêtent en chemin, sûr que l'un ou l'autre des systèmes de médecine ennumérés est LE système parce qu'il nous a apporté la guérison à un moment où à un autre.

L'art de la guérison, cependant, est en évolution constante et cet art est à la frontière de la « Médecine Inspirée ».

J'ai choisi de commencer par les Harmonisants, découverts par le Docteur Edward Bach (entre 1930 et 1936). Jusqu'à présent ceux-ci étaient connus en France sous le nom de « remèdes ou gouttes aux fleurs » ; douze années de pratique, d'études et d'observations m'ont amenée à leur donner le titre : « HARMONISANT», car c'est bien là ce qu'ils font : harmoniser.

En des temps où nous partons vers la lune, persuadés que nous avons découvert la terre, la vie d'un être humain risque-tout, courageux, généreux comme l' était le docteur Edward Bach est un stimulant vers la découverte de la lune, du soleil et des étoiles que nous portons en nous.

La vraie guérison vient lorsque l'on voit la joie possible en tout. C'est le chemin de la liberté. C'est le chemin où je vous invite.

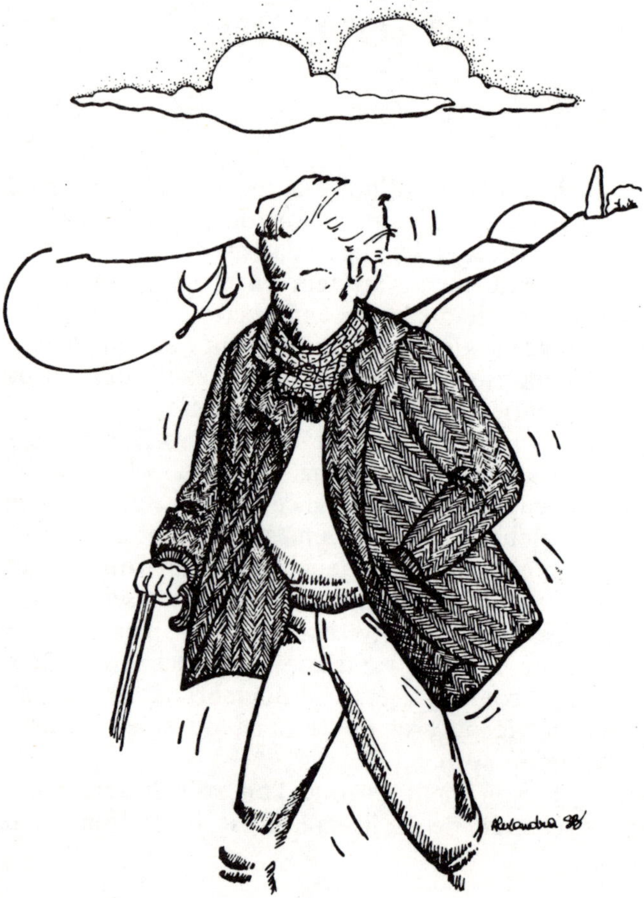

CHAPITRE I

VIE ET TRAVAUX

DÉCOUVERTES MÉDICALES DU Dr. BACH

Edward Bach est né le 24 Septembre 1886 à Moseley, aîné de trois enfants.

Tout enfant, sa détermination et son pouvoir de concentration étaient hors du commun, et il lui était possible de s'absorber à tel point dans ce qu'il faisait qu'il en arrivait à ne plus rien entendre de ce qui se passait autour de lui.

Son amour pour le Pays de Galles l'amena à y faire de nombreux séjours. Quand il était écolier, il passait ses vacances en excursion par le pays gallois, dans les villages et les montagnes, dormant la nuit où il pouvait, heureux en compagnie de ses amis les oiseaux, les arbres et les fleurs sauvages, car son amour de la nature était déjà très fort dans son jeune âge.

Sa personnalité avait de multiples facettes : indépendant et optimiste, doué d'un grand sens de l'humour, il pouvait tout soudain devenir silencieux et pensif, courir seul le pays ou s'asseoir et regarder fixement quelques centimètres carrés de gazon ou l'écorce d'un gros arbre pendant des heures.

La souffrance et la détresse de toute créature humaine ou animale, éveillait en lui une telle compassion et un tel désir d'aider les autres dans leurs peines qu'il décida encore jeune d'être médecin.

Son idéal de guérir d'une manière simple toutes les maladies prit de la force avec l'âge jusqu'à devenir une conviction et la force motivante derrière tout le travail de sa vie. Il fut tour à tour pathologiste, bactériologiste et homéopathe, et son seul but fut toujours de trouver des remèdes purs et simples pour remplacer les moyens scientifiques compliqués qui ne donnaient aucune certitude de guérison.

1903 - 1906 EXPÉRIENCE DE LA FONDERIE FAMILIALE

Lorsqu'il quitta l'école à 16 ans, il n'osa avouer à son père qu'il souhaitait être médecin ; conscient de la charge financière que des études de médecine représenteraient pour lui. Il travailla donc pendant trois ans à la fonderie familiale à divers emplois ; trois années dures et épuisantes pour lui qui était si sensible aux bruits et aux odeurs. Il les prit donc avec humour et bonne volonté, étudiant les problèmes et les réactions des ouvriers qui travaillaient avec lui (la crainte de la maladie était toujours présente dans la tête de ses compagnons de travail, car cela voulait dire perte de travail).

Il décida alors d'étudier tous les moyens de guérison existant et fit part à son père de son souhait d'être docteur et de faire médecine. Celui-ci accepta immédiatement et lui demanda quels seraient ses besoins financiers. En bon fils qu'il était, il ne lui demanda que le strict minimum.

ÉTUDES DE MÉDECINE

Edward Bach étudia à l'Université de Birmingham et au University College Hospital où il reçut le titre de docteur en 1912.

La véritable étude pour lui, c'était l'étude du malade; observer la façon dont le malade faisait face à son mal et comment ces différentes réactions influaient sur la durée et l'intensité de la maladie.

Il en vint à observer que des patients souffrant d'une même maladie et présentant une personnalité ou un tempérament semblable, répondaient souvent au même remède, alors que ceux d'un type différent demandaient un autre traitement et cela pour la même maladie.

Il remarqua que la personnalité de l'individu prenait souvent plus d'importance que le corps dans le traitement de son mal et ainsi grandit en lui la conviction que le véritable remède devrait être «doux», sans douleur, et insignifiant. Il résuma le travail de toute sa vie dans un petit livre de trente pages «Les 12 guérisseurs».

PATHOLOGISTE ET BACTÉRIOLOGISTE.

En 1913 Edward Bach était nommé Casualty Medical Officer au University College Hospital, et plus tard dans la même année Casualty House Surgeon au National Temperance Hospital, mais il dut abandonner ce poste quelques mois plus tard pour cause de surmenage physique.

Quand il fut remis, il ouvrit un cabinet de consultation près de Harley Street, mais plus le nombre de ses patients augmentaient et plus il restait insatisfait des résultats obtenus avec les méthodes dites orthodoxes, car l'état de ses patients s'améliorait, mais cette amélioration n'était pas toujours définitive, et que faire face aux maladies dites incurables ?

Ces réflexions l'amenèrent à accepter le poste d'assistant bactériologiste au University College Hospital ; il espérait trouver dans la bactériologie, la réponse aux questions qui le préoccupaient.

Des semaines et des mois d'expérience et de recherches l'amenèrent à la conclusion qu'un vaccin fait de bactéries intestinales trouvées dans la flore intestinale d'un patient souffrant de maladie chronique et injecté par voie intraveineuse aurait pour effet de nettoyer le système des poisons causant cette maladie. Les résultats obtenus furent au-delà même de ses espérances.

Non seulement l'état général des patients s'améliora tant qu'ils avouaient eux-mêmes ne s'être jamais aussi bien senti vivre, mais la maladie chronique - arthrite, rhumatisme, maux de tête - dont ils souffraient, disparut également.

Ces importantes découvertes révolutionnèrent le traitement des maladies chroniques et quelques années plus tard dans une autre branche de la médecine : l'homéopathie. Il continua ses recherches dans ce sens et améliora ses découvertes, avec des résultats encore plus probants qu'auparavant.

De nature très sensible, sa santé était fragile et à son grand désespoir, il fut refusé au service quand éclata la guerre de 1914.

Il ne chôma point pour cela, car il eut à assurer la responsabilité de 400 lits au University College Hospital, en plus de ses travaux de recherche au laboratoire et de ses obligations en tant que Clinical Assistant of Bacteriology au Hospital Medical School de 1915 à 1919.

Il donna tant de lui-même pendant ces années qu'en juillet 1917, il dut être transporté en salle d'opération dans le coma. Il fut opéré à son insu toujours dans le coma. Vinrent ensuite des semaines et des mois d'hôpital ; les docteurs ne lui donnaient que trois mois à vivre. Plus que la douleur physique, la pensée qu'il n'avait pas atteint le but de sa vie le torturait.

Il finit par accepter cette idée, fermement décidé à employer chaque minute qui lui restait à vivre, à travailler à la découverte du remède simple et bénin.

Il s'absorba tant et si bien dans ses travaux, qu'il finit par oublier l'ultimatum dressé par les médecins et ses douleurs physiques.

Les trois mois écoulés, il dut se rendre à l'évidence il se sentait mieux que jamais.

Toute l'équipe médicale était abasourdie de cette guérison et surprise à tel point, qu'un de ses confrères rentrant du front et le voyant devant lui, s'écria : «Mais, Bach, vous êtes mort !».

Cette réflexion amena Edward Bach à réfléchir sur ce qui avait amené sa guérison et il en vint à la conclusion, qu'un INTERET ABSORBANT, UN GRAND AMOUR, UN BUT PRÉCIS DANS LA VIE, ÉTAIENT FACTEURS DÉCISIFS POUR LE BONHEUR DE L'HOMME SUR LA TERRE.

Les vaccins devinrent de plus en plus utilisés et donnaient des résultats positifs. Ils furent acceptés par le corps médical.

Ayant retrouvé la santé et la force, il reprit ses consultations à Harley Street tout en continuant ses recherches. Ses travaux sur la toxémie intestinale devinrent de plus en plus connus et les résultats de ses expériences furent publiés dans les journaux médicaux et dans les Annales de la Royal Society of Medecine de l'an 1920.

Mais plus il avançait dans ses recherches, plus il lui semblait en être encore aux premiers balbutiements et il redoubla d'efforts.

HOMÉOPATHIE – LES NOSODES DE BACH

Vers la fin de 1918 ses recherches prirent un nouveau tournant.

Il abandonna son poste au University College Hospital et se monta un petit laboratoire chez lui où il engloutit toutes ses ressources, à tel point qu'il lui fallait vivre dans une seule pièce. Peu après, le poste de pathologiste et de bactériologiste au London Homeopathic Hospital devint vacant et il posa alors sa candidature qui fut acceptée. Il commença ses nouvelles recherches en mars 1919 et y resta jusqu'en 1922.

Il découvrit alors en lisant l'Organon d'Hahnemann que celui-ci cent ans auparavant, avait découvert la relation étroite existant entre les poisons intestinaux et les maladies chroniques. Cela l'impressionna beaucoup et l'inspira à chercher encore plus activement. Hahnemann avait compris lui aussi qu'il ne s'agit pas de traiter la maladie, mais le patient pour atteindre la guérison véritable. Ce principe, TRAITER LE MALADE ET NON LA MALADIE, DEVINT LA BASE DU NOUVEAU SYSTEME DE MÉDECINE PAR LES SIMPLES qu'Edward Bach devait découvrir quelques années plus tard.

Il en vint à pressentir que si il pouvait faire une synthèse des découvertes d'Hahnemann et des siennes, il pourrait apporter une amélioration dans les deux voies.

Hahnemann avait découvert, bien des années auparavant qu'il y avait trois poisons principaux – Syphilis, Sycosis, et Psora – qui devaient être éliminés avant de pouvoir obtenir la guérison véritable d'une maladie chronique.

Edward Bach mit alors au point les nosodes ou vaccins par voie buccale. Il classifia les bacilles en 7 groupes :

Proteus
Dysenterie
Morgan
Faecalis Alcalin
Coli Mutabile
Gaertner
N° 7

Il commença à classifier les différents types de personnalité des patients qui venaient à lui par rapport au groupe de bacilles dont ceux-ci étaient porteurs. Il remarqua alors que 7 types de personnalités correspondaient aux 7 bacilles. Son enthousiasme et sa joie furent grands, il était enfin sur la voie de sa vraie recherche, il la sentait proche d'aboutir et cela ne fit qu'augmenter son ardeur au travail.

Déjà à cette époque, il n'était pas satisfait de lui-même quand il ne pouvait pas identifier le groupe auquel appartenait le patient dès que celui-ci entrait dans son bureau.

En Avril 1920, il fit un communiqué à la London Homeopathic Society ayant pour thème : «La relation entre la thérapie par vaccins et l'homéopathie» (les vaccins concernés étant les nosodes par voie buccale qu'il avait mis au point). Ce communiqué fut reçu avec le plus grand intérêt par les membres de cette branche de la médecine.

Edward Bach travailla pendant les années suivantes à perfectionner ses découvertes, il voulait arriver à ce que la prescription puisse se baser sur la symptomatique seule sans l'aide du laboratoire.

1922 - 1928 LES NOSODES DE BACH

En 1922 son travail au London Homeopathic Hospital avait pris tant d'ampleur qu'il ne lui restait plus de temps pour poursuivre ses recherches, il continuait en même temps à assurer ses consultations à son cabinet de Harley Street et à celui de Nottingham Place où il recevait les pauvres et les soignait gratuitement.

Il démissionna de son poste à l'hôpital et transporta ses travaux dans un grand laboratoire à Park Crescent. Son génie était alors chose reconnue parmi ses confrères et homéopathes et ceux-ci l'appelaient le deuxième Hahnemann.

En 1926 il publia son premier livre «la maladie chronique, une hypothèse» écrit en collaboration avec le docteur C. E. Wheeler de Londres.

Tout son salaire passait à payer ses assistants et ses «cornues» et il gardait si peu pour lui-même, que lorsqu'il quitta Londres en 1930 pour commencer son nouveau travail, il n'avait que quelques livres sterling dans sa poche.

En 1924, il fit un communiqué au British Homéopathic Congress : «La toxémie intestinale dans sa relation avec le cancer», mettant en évidence le fait que «l'amélioration obtenue était due à l'amélioration de l'état général et non au traitement local», il prouvait ainsi scientifiquement le principe qu'il sentait intuitivement juste depuis si longtemps, à savoir que le tempérament du patient était l'indication primordiale dans le choix de la médication.

Le Dr. T. M. Dishington de Glasgow disait entre autre dans un de ses communiqués : «Mes expériences m'ont convaincu que la découverte faite par le Dr. Bach marque un tournant dans l'histoire».

Eward Bach fit part de ses dernières découvertes également aux allopathes qui utilisaient déjà ses vaccins régulièrement ; il publia un article intitulé : «Une méthode efficace pour combattre la toxémie intestinale» en Mars 1928 dans le Medical World, puis un autre en Janvier 1930 toujours dans le même journal intitulé : «Une méthode efficace pour préparer les vaccins par voie buccale».

Mais, malgré le succès des nosodes, Edward Bach n'était pas satisfait. Son souhait avait toujours été de remplacer les produits de la maladie (les bactéries intestinales utilisées comme vaccins) par des produits plus purs et il prit la décision de diriger ses recherches dans ce sens à l'avenir.

Il se mit à chercher les nouveaux remèdes parmi les herbes et les plantes de la nature et il découvrit certaine plantes qui ressemblaient dans leurs effets aux groupes de bactéries. Il continua ses expériences dans ce sens, mais il sentait qu'il manquait quelque chose qui empêchait ses nouvelles préparations d'être aussi efficaces que les nosodes.

Il fit part de cette observation à la British Homeopathic Society en Novembre 1928 dans un communiqué intitulé : «La redécouverte de Psora». Il disait notamment . «(se référant à Hahnemann) il avait vu que de nouvelles maladies pouvaient advenir dues aux changements intervenus dans la civilisation et que de nouveaux remèdes devraient alors être recherchés».

Il en vint à parler de POLARITÉ.

«Les remèdes des champs quand ils sont potentisés sont de polarité positive, tandis que ceux qui ont été associés à la maladie sont du type inverse ; il semble, à présent, que ce soit cette polarité inversée qui soit la cause des résultats obtenus avec les nosodes bactérielles» – «Peut-être dans l'avenir une nouvelle forme de potentisation pourra être découverte».

Il fallut deux ans au Dr. Bach pour découvrir cette nouvelle forme de potentisation, qui éliminait le problème de polarité.

Dans le même communiqué, il disait : «La science tend à montrer que la vie est harmonie - un état d'être en accord - et que la maladie est synonyme de désaccord ou d'une condition dans laquelle tout ne vibre pas à l'unisson».

Edward Bach faisait part librement de ses découvertes, la célébrité et la réputation ne l'intéressaient pas, car son seul but était de conduire les malades à la santé.

1928 - 1930 DÉBUT DE NOUVEAUX TRAVAUX ET DÉCOUVERTE DES PREMIERS TROIS REMEDES AUX SIMPLES.

L'année 1928 fut une année mémorable car ce fut la naissance de sa nouvelle recherche.

Pendant un dîner ennuyeux, il s'amusait à observer les invités et en vint à remarquer que chaque individu présent appartenait à l'un ou l'autre groupe de personnalité et il passa le reste de la soirée à observer comment celui-ci mangeait, et comment cellelà remuait la tête et les mains, et le ton de leurs voix.

Il s'y absorba tant et si bien que vers la fin du dîner, qu'il n'avait pas vu venir, il avait dans la tête un nombre de groupes qu'il commença à relier aux différents groupes de nosodes. Il s'aperçut qu'il avait trouvé plus de 7 groupes et pressentit qu'il en trouverait encore plus. Puis lui vint l'idée que tous les individus d'un même groupe ne viendraient pas à souffrir d'une maladie semblable, mais que tous ceux appartenant à un groupe donné en viendraient à RÉAGIR de manière semblable à des maladies différentes.

A partir de ce jour, il commença à observer chacun de ses patients, ses caractéristiques, ses sautes d'humeur, sa réaction à la maladie qui l'affectait, chaque détail, chaque maniérisme était répertorié. Il commença à baser ses ordonnances sur ces remarques. Les résultats furent si encourageants qu'il se sentit renforcé dans son intuition.

Un jour de septembre de cette même année, il ressentit le besoin urgent d'aller au Pays de Galles, ce qu'il fit, et là il découvrit deux plantes : la pâle et mauve Impatiente et la Muscade dorée qui poussaient à profusion près d'un ruisseau de montagne. Il ramena ces deux plantes à Londres et les prépara de la même façon qu'il l'avait fait pour les vaccins. Il prescrivit ensuite ses préparations en accord avec les observations du caractère de ses patients et à sa grande joie les résultats furent aussi rapides et remarquables.

Il écrivit un article intitulé «Quelques nouveaux remèdes et leur utilisation» qui fut publié dans le Homeopathic World.

Il sentait qu'il était sur le point de découvrir un système nouveau de médecine, tout en ayant aucune idée de la forme que prendrait cette nouvelle médecine. Il décida de partir vers ces nouveaux travaux et de laisser sa pratique londonienne, ce qu'il fit avec la force de caractère qui le caractérisait. Il dit à ses amis qu'il vouait le reste de sa vie à trouver les types humains et les remèdes propres à chaque type, ce qui amènerait la guérison de tous les maux dont souffraient ceux-ci.

Cette décision n'était pas si facile à prendre ; il abandonnait une pratique florissante, un laboratoire qui préparait des vaccins pour le monde entier, il était un génie reconnu par ses confrères et auquel un brillant avenir était promis. Mais il ne s'arrêta à aucune de ces considérations.

Il savait alors qu'il pouvait guérir par la simple imposition de la main ; il lui était arrivé en plusieurs occasions de se sentir poussé à poser la main sur le bras ou l'épaule d'un patient et celui-ci avait été immédiatement guéri.

Il ne savait jamais quand cela pouvait se produire. Il sentait, disait-il, une soudaine enveloppante compassion et un terrible désir d'alléger la souffrance de celui ou celle qui venait à lui dans la détresse, et il sentait alors le flot guérissant jaillir de sa main et aller au patient qui se rétablissait immédiatement.

Ainsi au printemps 1930, Edward Bach alors âgé de 43 ans, se préparait à recommencer ses travaux à zéro et sur des bases entièrement nouvelles.

Ses possibilités intellectuelles l'avaient amené à faire de nombreuses découvertes scientifiques qui soulageaient et soulagent encore de nombreux malades tant par l'usage qui en est fait en allopathie qu'en homéopathie, et il sentait soudain s'éveiller l'intuition, la véritable sagesse, et c'est guidé par elle qu'il s'apprêtait à tout quitter pour tout recommencer.

1930 LES DERNIERES SEMAINES A LONDRES

Au début de 1930, Edward Bach décida de quitter Londres et de consacrer tout son temps à son nouveau travail. Pour lui DÉCISION VOULAIT DIRE DÉCISION IMMÉDIATE. Il ne faisait rien à moitié.

Il quitta Londres avec peu d'argent car il avait tout investi dans son laboratoire et ses travaux de recherche. Il se mit en route vers sa grande aventure sans une pensée en arrière de regret pour la carrière et la richesse possible qu'il laissait ; il partit vers le cœur du pays de Galles où il espérait trouver et préparer des remèdes à partir des simples fleurs des champs.

Son courage - un courage que peu assument - était sans bornes, car il partait vers ses recherches tout en sachant qu'il lui faudrait travailler seul, avec pour seul appui sa conviction certaine d'entreprendre un travail nouveau qui l'aiderait dans les années à venir, tout en n'ayant aucune idée de ce qui l'attendait.

Il s'aperçut en arrivant qu'il avait emporté par erreur une valise pleine de chaussures au lieu de celle qui contenait ses appareils de laboratoire. Erreur qui devait se révéler profitable quand plus tard il en vint à découvrir une nouvelle méthode de préparation de ses remèdes.

Edward Bach avait toujours considéré l'art de guérir comme un art divin et non comme une profession, la santé n'était pas pour lui une commodité commerciale mais le droit de tout individu.

Dans les années de travail qui lui restaient à vivre, il eut à supporter bien des privations et souvent de grandes difficultés physiques, dû à la maigreur de ses ressources, mais cela ne lui importait guère ; son cœur généreux ne lui permettait pas de voir son prochain dans la détresse et il trouvait toujours quelque chose à partager avec d'autres. On disait de lui «il donne plus qu'il n'a».

Chaque fois qu'il envisageait un voyage d'exploration, il avait toujours juste ce qu'il fallait pour assurer les dépenses indispensables et cela affermissait sa certitude qu'il était sur la bonne voie et que tout ce qu'il avait à faire, était de faire entièrement confiance à la Source Divine.

Mai - Juillet 1930 – PAYS DE GALLES DÉCOUVERTES DE LA MÉTHODE ENSOLEILLÉE POUR LA PRÉPARATION DES NOUVEAUX REMEDES

Il s'installa dans un petit village du Pays de Galles.

«Bien des plantes possèdent des propriétés guérissantes qui allègent les souffrances humaines et certaines sont utilisées en médecine, mais celles que je cherche sont les vraies plantes guérissantes qui renferment encore un plus grand pouvoir. Leur œuvre est non d'alléger mais de guérir et de ramener la santé dans le corps et dans l'esprit», ainsi pensait-il au début de ses recherches.

Quand un homme prie pour la guérison d'une maladie, toutes les plantes qui ont la propriété de guérir cette maladie sont contraintes de rendre leur pouvoir de guérison à la Prière, qui est leur racine, parce qu'elle est comme la Parole de l'Éternel par laquelle elles ont été créées.

Rabbi Nachman de Bratzlav

Il en vint à comprendre que ces plantes qu'il cherchait seraient en fleur quand les jours étaient les plus longs, et le soleil au plus fort de sa force, et que, pour obtenir les propriétés guérissantes qu'elles contenaient au maximum, il n'aurait besoin que de la fleur car la vie de la plante était concentrée dans la fleur qui contenait la graine en potentialité.

Les plantes choisies seraient les plus parfaites, leurs fleurs belles de couleur et de plénitude et comme toujours grâce à la main généreuse de la nature elles pousseraient en abondance.

Pendant ses dernières années de travail à Londres et particulièrement pendant les quelques semaines qu'il avait passées au Pays de Galles, il s'était rendu compte que ses sens s'étaient aiguisés à tel point, qu'il pouvait sentir les vibrations et le pouvoir émis par n'importe quelle plante choisie par lui et si grande était sa réceptivité, que son corps réagissait instantanément à leurs vibrations.

Quand il plaçait un pétale de fleur dans sa main ou sur sa langue, il sentait dans tout son corps les effets des propriétés contenues dans cette plante. Certaines avaient un effet stimulant, vitalisant pour le corps et l'esprit et d'autres lui donnaient douleurs, vomissements, fièvres et irritations.

IL ÉTAIT DEVENU LUI-MEME UN LABORATOIRE.

Aucune des fleurs ne semblaient contenir les propriétés qu'il recherchait, mais il découvrit que la rosée déposée sur chaque plante contenait un pouvoir particulier ; il remarqua que la chaleur du soleil était vitale dans le processus d'extraction ; car la rosée recueillie dans des endroits ombragés n'était pas aussi puissante que celle des plantes qui étaient en plein soleil.

Ayant trouvé que la rosée chauffée au soleil absorbait les propriétés de la plante sur laquelle elle s'était déposée, il se mit à perfectionner une méthode de préparation des remèdes.

Il choisit de cueillir des fleurs à l'apex de leur floraison, de les déposer sur un bol de verre empli d'eau pure et de les laisser dans le champ où elles avaient poussé pour plusieurs heures. Il découvrit ainsi à sa grande satisfaction que l'eau s'était imprégnée du pouvoir de la plante et était très puissante.

C'était là, la méthode simple qu'il cherchait depuis des années ; la simplicité. Le feu, la terre, l'air et l'eau s'alliaient pour donner un remède puissant.

Il fut convaincu que par cette méthode facile et pratique de préparer les remèdes une connaissance véritable pouvait être atteinte non pas l'intellect, mais par la capacité de voir et d'accepter les vérités simples et naturelles de la vie.

1930 Juin et Juillet

RÉDACTION DE « GUÉRIS-TOI TOI-MEME »

C'est à Abersach qu'il perfectionna la méthode solaire d'extraction des propriétés médicinales des plantes sauvages et écrivit également «Guéris toi toi-même» ; introduction à une médecine nouvelle.

Le manuscrit écrit ici et là dans les champs, est animé d'un grand message d'espoir pour tous les malades car il savait qu'avec la découverte des nouveaux remèdes, soulagement et guérison viendraient à tous ceux qui n'espéraient plus voir de guérison à leurs maux. Il explique dans ce livre que la maladie du corps n'est pas due à l'origine à des causes physiques, mais à certains états d'être qui interfèrent avec le bonheur normal de l'individu, et comment ces états influencent et amènent un dérangement des fonctions corporelles si ils persistent, car la «tête» a le contrôle absolu sur les conditions physiques mentales de chaque individu.

«Celui qui ne trouve pas la paix, ne peut pas trouver de remède à son mal, car toutes les maladies sont causées par la discorde. Toute maladie est en quelque sorte une querelle intestine ; la paix ne règne plus dans le corps, la tension monte, les forces et les éléments constitutifs n'ont plus de rapports harmoniques - l'un veut dominer l'autre - l'éliminer même. Telle est la cause véritable de la maladie : la rupture de l'équilibre interne. Tout ce qui tend à faire disparaître la paix provoque la maladie.»

Rabbi Nachman de Bratzlav

Les remèdes aux simples comme le Dr. Bach l'écrivait dans son article intitulé «Quelques considérations fondamentales sur la maladie et sa guérison» auraient le pouvoir d'élever nos vibrations et d'attirer ainsi à nous le pouvoir spirituel qui nettoie le corps et l'esprit et guérit. Dans son livre «Guéris toi toi-même», le docteur Bach insiste sur l'importance du contentement dans la vie, car non seulement il apporte la santé avec lui, mais il indique que l'individu

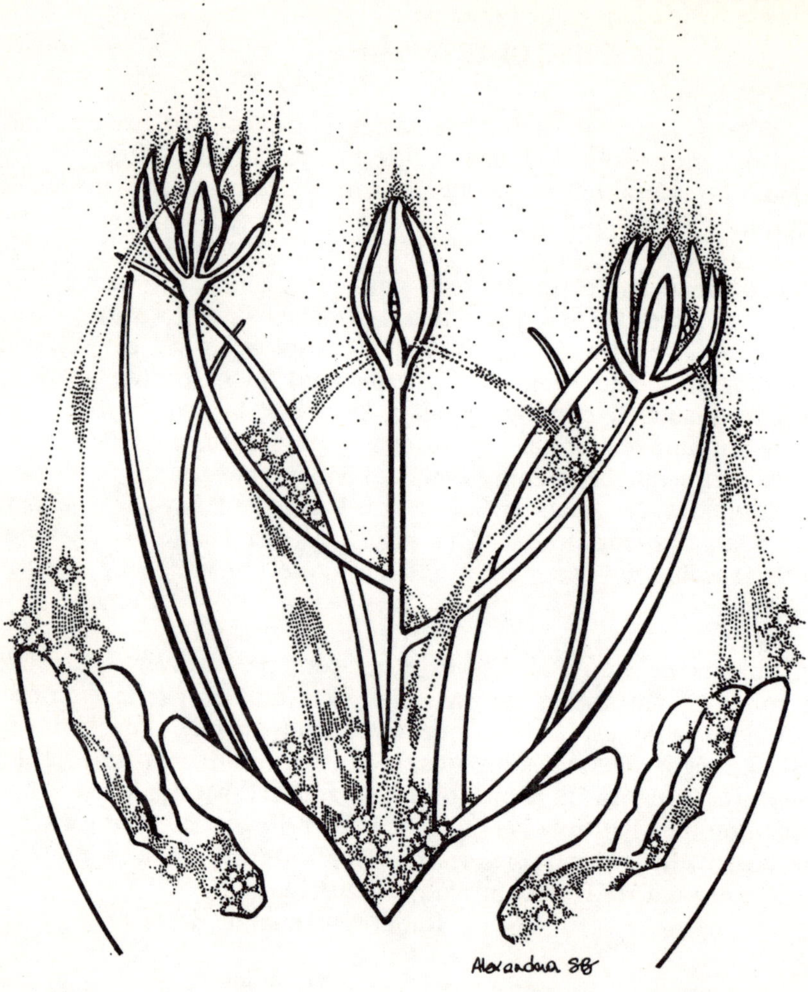
Alexandra SB

vit sa vie sur terre dans sa plénitude, sans être influencé par les autres et est ainsi une aide et un secours pour son prochain.

Ses expériences et ses observations l'avaient amené à conclure que l'homme - s'il pouvait en être conscient - avait en lui toute la sagesse et la connaissance nécessaire pour le guider pendant sa vie sur terre vers la plus grande joie, le plus grand bonheur et la santé et cette sagesse lui venait par son intuition.

Celle-ci était le moyen de communication utilisé entre le Moi Supérieur et la personnalité terrestre et étant d'origine divine devait être obéi et suivi sans hésitation.

L'obéissance sans hésitation à l'intuition était le secret de la santé et du bonheur.

Quand l'individu permet aux suggestions des autres d'interférer et de la détourner du chemin de ses convictions particulières, alors les états d'être conflictuels se présentent ; peur, indécision, haine, affectant son bonheur et sa santé.

Le bonheur véritable qui nous vient par l'obéissance aux ordres de notre Moi Supérieur que nous recevons par le moyen de l'intuition n'est pas seulement un droit de naissance, mais entraîne à sa suite toutes les qualités que l'être humain cherche à acquérir sur terre ; gentillesse, force, courage, sagesse, paix et amour.

Son manuscrit terminé, le Dr. Bach chercha à le faire publier, ce ne fut pas chose facile, les éditeurs le trouvant par trop révolutionnaire et ne voulant pas le publier sous leur responsabilité. N'ayant pas les fonds nécessaires à sa publication, il ne se découragea pas pour autant et mit le manuscrit de côté pour quelques temps, poursuivant son travail.

1930 Août – CROMER
PRINCIPES DE LA NOUVELLE MÉTHODE DE TRAITEMENT

Il s'installa à Cromer dans le Norfolk et pendant le printemps de cette même année découvrit la plupart des 12 remèdes qu'il appela «Les 12 guérisseurs» noms par lequel son système de médecine aux simples devait être connu.

«La maladie est un genre de consolidation d'une attitude mentale et il est seulement nécessaire de traiter l'attitude mentale du patient pour voir la maladie disparaître» disait le Dr. Bach.

Il en vint à conclure que chaque individu appartenant à un groupe ou type défini, ayant pour l'essentiel le même type de personnalité de caractère et de tempérament que les autres êtres, appartenaient à ce même groupe.

Pendant une épidémie de grippe, chacun réagit différemment ; peur, impatience, indécision, et pourtant le mal est le même.

La nature du mal n'est donc pas à prendre en considération, mais au contraire toute l'attention doit être dirigée vers l'attitude du patient envers la maladie qui l'affecte, car son état de santé dépend entièrement de cette interaction.

Dans le traitement d'une maladie, des remèdes différents sont nécessaires pour chaque type, chaque état d'être négatif, sans considérer aucunement les malaises physiques. La maladie physique étant tout simplement le résultat d'une désorganisation de la fonction du cerveau causée par les états d'être tels que l'inquiétude, la peur, le choc, le stress, et étant un symptôme en soi et non une indication du traitement requis par le patient.

La reconnaissance du fait que les états d'être et de pensée étaient seuls responsables pour la mausaise santé feraient beaucoup pour dissiper la peur de la maladie et des noms terribles des maladies incurables données à certaines d'entre elles. Il ne peut donc y avoir de maladies chroniques ou incurables, la crainte de maladie étant l'un des principaux obstacles à vaincre pendant une maladie et le plus grand handicap devant la guérison.

Les états d'être changent de jour en jour, d'heure en heure même et les remèdes nécessaires, surtout dans les cas aigus, devraient être changés fréquemment pour correspondre à l'état d'être nouveau.

Ainsi chaque fois qu'un patient venait en consultation, il était reçu comme un être nouveau, nécessitant un nouveau diagnostic et une ordonnance différente.

Le docteur Bach concentra ses efforts sur la classification des états d'être dont tous les types et tous les âges pouvaient souffrir.

1930 Août et Septembre

DÉCOUVERTES ET PRÉPARATION DE 7 NOUVEAUX REMEDES

La première fleur qu'il testa ce fut l'Agrimoine, il découvrit que c'était là le remède pour l'inquiétude cachée, pour celui qui se tourmente et le cache sous une apparence joviale. Il découvrit ensuite la Chicorée et la Verveine.

Les bols emplis d'eau étaient déposés dans le champ même où il avait trouvé la fleur, puis exposés au soleil jusqu'à ce que les fleurs en vinssent à se faner un peu et à flétrir. Cette eau était ensuite conservée dans des flacons auxquels il ajoutait quelques gouttes de cognac pour les conserver.

Puis il découvrit la Clématite remède pour l'indifférence et la somnolence, très utile en cas d'évanouissement et de perte de conscience. Quand il le frottait derrière les oreilles, sur les poignets, les gencives et les paumes des mains, le retour à la vie était rapide. L'Alène (Scleranthus) fut le dernier remède qu'il prépara cette année là et il décida alors de rester à Cromer pendant les mois d'hiver pour traiter les patients avec les neuf remèdes qu'il avait déjà mis au point.

Hiver 1930

PUBLICATION DE « GUÉRIS-TOI TOI-MEME »
QUELQUES RÉSULTATS

Pendant tout l'hiver de 1930 le docteur Bach traite de nombreux patients. Il fit connaître ses travaux par une série d'articles dans Homeopathic World et par son livre publié en Février 1931.

Ceux qui venaient à lui étaient des gens souffrant de maux variés et nombreux, certains étaient d'anciens patients qu'il n'avait pu soulager tout à fait autrefois, et, ceux-ci à sa grande joie, furent ou complètement guéris ou tellement mieux que la vie leur semblait à nouveau digne d'être vécue.

Guérison d'une alcoolique

Le premier patient auquel il donna Agrimoine était une femme de 45 ans, active et vive, cherchant toujours l'excitation et cachant ses inquiétudes profondes et ses anxiétés sous la bonne humeur. Son histoire était celle d'une alcoolique au dernier degré.

Quand elle vint à la consultation, elle ne pouvait plus dormir et était durant le jour dans un état semi-comateux avec un pouls à 120. Une demie heure après la première dose, elle dormit trois heures et sept heures après la seconde dose. Le deuxième jour, l'amélioration était certaine, le troisième jour elle pouvait aller et venir dans la maison et le quatrième, son état général était meilleur qu'il ne l'avait été pendant des mois. Elle continua de prendre Agrimoine et cinq semaines plus tard, elle ne buvait plus qu'avec modération et le désir de tout excès avait disparu.

Une femme âgée de 70 ans souffrant d'indigestion grave accompagnée de douleurs dans la région cardiaque. Elle avait eu plusieurs attaques pendant les années précédentes et son état avait empiré, les douleurs la forçant à garder le lit une ou deux semaines d'affilée. Elle prit Chicorée pendant deux mois ; l'amélioration se fit sentir immédiatement et les troubles disparurent entièrement au bout du deuxième mois.

A la visite de contrôle un an après, elle n'avait pas eu de rechute. Elle était devenue plus calme et moins inquiète au sujet de sa famille, leur laissant plus de liberté et augmentant ainsi leur bonheur et le sien.

Peu de temps après la découverte de Verveine, le docteur Bach fut appelé au chevet d'un patient qui avait glissé sur le trottoir et s'était malencontreusement foulé la cheville. A sa première visite à huit heures du soir, la cheville était très enflée et très douloureuse.

Le patient était un homme corpulent d'une cinquantaine d'années, extrêmement impatient à l'idée que cet accident allait lui coûter trois semaines de travail. Il était de nature enthousiaste, ce qui l'amenait à taxer ses forces et il continuait à travailler par force de volonté.

Son impatience indiquait le remède du même nom et sa tendance à se pousser trop loin, ainsi que son enthousiasme excessif, indiquait Verveine. Quelques gouttes de ces remèdes furent ajoutées à un bol d'eau chaude et une compresse trempée dans cette préparation, elle fut ensuite placée sur sa cheville et il lui fut recommandé de retremper la compresse chaque fois qu'elle serait sèche.

Le jour suivant, il était capable d'assumer ses responsabilités professionnelles et le soir il marchait normalement. On pouvait le voir tapant du pied sur le trottoir et disant «je n'ai pas pu me fouler la cheville après tout !».

Beaucoup de patients souffrant d'asthme ou de cystes, rêveurs désintéressés de la vie, endormis, furent traités avec la Clématite Parmi ceux-ci :
Une jeune fille de 18 ans qui avait subi une ablation de kystes à la thyroïde six mois auparavant. Ceux-ci réapparaissaient et il lui fut

répondu qu'elle devait attendre jusqu'à ce qu'ils soient suffisamment importants pour être opérée. C'était une gentille jeune fille du type rêveur et peu préoccupée par sa condition.

Elle prit Clématite trois fois par jour pendant 15 jours, ce qui entraîna une résorbtion complète des kystes, sans signe de rechute aux visites de contrôles ultérieures.

Cas typique, indiquant Plumbago (Cerato) : une femme qui souffrait depuis de nombreuses années d'une maladie de peau irritante et déprimante s'étendant sur tout le corps et même la tête. Manquant de confiance en elle-même et en ses intuitions, elle avait suivi trop loin les suggestions de son entourage et en était arrivée à abandonner le travail pour lequel elle avait été éduquée, pour se vouer entièrement aux soins de certains membres de sa famille. Elle ne pouvait pas dormir pendant les crises de démangeaisons qui la mettaient au désespoir.Plumbago (Cerato) donna des résultats immédiats. Avant la fin de la même semaine, elle avait décidé de reprendre son travail, et cette décision prise, les démangeaisons disparurent. Elle eut quelques faibles rechutes pendant les 7 années suivantes qui furent rapidement traitées avec le même remède.

Bach utilisa la Centaurée (Centaury) plusieurs fois pendant cet hiver là et notamment dans le cas suivant :

Une petit fille de 9 ans qui souffrait depuis quelques mois de saignements de nez abondants. Pendant la crise, elle semblait vidée de vie, et faible, et son état inquiétait vivement. Elle prit Centaurée toutes les deux heures et le saignement de nez s'arrêta bientôt. Le traitement fut poursuivi et l'enfant reprit bientôt couleurs et forces.

Une semaine plus tard, elle eut un faible saignement, très vite endigué, et depuis elle est forte et saine. Quand elle revint pour une visite de contrôle, trois ans plus tard, son état de santé s'était beaucoup amélioré mais aussi son caractère. D'une enfant faible et brimée, bousculée par ses frères et sœurs, elle était devenue une enfant riche de joie de vivre et drôle occupant sa juste place dans la famille.

Voici un cas de guérison par l'Alène (scleranthus) remède pour l'indécision.

Un travailleur de 55 ans souffrait depuis quelques années de dérangement gastrique chronique d'ordre nerveux. C'était un être torturé par l'indécision et par son incapacité à trouver sa vocation. Sa démarche était cahotée et hésitante. Il en arriva dans son désespoir à envisager le suicide, mais même face à cette conjoncture, il ne savait pas s'il devait choisir le poison ou autre chose. Heureusement, le docteur Bach le rencontra alors qu'il tournait en rond avec ce problème.

Il prit Alène (scleranthus) toutes les quelques minutes et fut surveillé pendant les deux heures suivantes, il devint peu à peu plus calme et plus tranquille. Le traitement fut poursuivi pendant quelques jours. A la visite de contrôle deux ans plus tard, il était visible que son caractère était devenu plus positif et sa santé bonne.

1931 - 1932

DÉCOUVERTES ET PRÉPARATION DES DERNIERS TROIS REMEDES DE LA SÉRIE DES 12 GUÉRISSEURS RÉDACTION DE « LIBERE-TOI, TOI-MEME »

Vers la fin de l'hiver 1931 alors que le printemps approchait déjà, le docteur Bach laissa sa pratique afin d'aller chercher les derniers remèdes qui lui manquaient.

Il passa de longues journées en promenade et en recherche dans le Pays de Galles, prenant conscience que sa route ne serait pas facile, seul comme il l'était, avec ce nouveau système de médecine révolutionnaire par rapport aux standards alors en vigueur. Il pressentait la résistance et l'antagonisme qui ne manqueraient pas de se lever, mais la preuve éclatante de la valeur de ses découvertes était les guérisons de ses anciens patients, ceux qu'il n'avait pu guérir auparavant.

C'est pendant l'été de cette année là qu'Edward Bach découvrit Gentiane, il savait déjà par cette intuition aigue qui le caractérisait que Gentiane serait le remède pour l'état de doute, pour ceux qui se laissent décourager et déprimer trop facilement.

Puis il revint pendant quelque temps à Londres, où ses anciens amis et patients l'appelaient et fut bientôt surchargé de travail. Il cherchait alors le remède pour l'état de terreur, en cas de danger ou de détresse extrême.

Un incident récent lui avait fait voir l'urgence d'un tel remède ; il avait été appelé au chevet d'une patiente souffrante d'hémorragie grave et soudaine ; son entourage était terrifié et ne savait que faire pendant qu'elle vomissait son sang. Bach alla vers elle et lui posant la main sur l'épaule, lui dit : Pourquoi tout cela ? Étendez-vous et dormez». L'hémorragie s'était arrêtée instantanément et la malade s'était endormie. Au réveil elle mangea, demanda une cigarette et dans l'après-midi elle était dehors.

Dans des cas comme celui-là où l'état semblait désespéré, dans des moments de panique et d'urgence, le remède pour la terreur serait d'une valeur inestimable.

Le pouvoir de guérison de Bach était instantané et il souhaitait montrer à tous que chacun possédait le même don, mais il ne savait comment le faire.

Puis il découvrit Hélianthème (Rock Rose), le remède pour les états de terreur.

Hiver 1932 – CROMER

CORRESPONDANCE AVEC LE GENERAL MEDICAL COUNCIL – RAPPORT DE CAS TRAITÉS AVEC LES TROIS REMEDES VIOLETTE, HÉLIANTHEME et GENTIANE (Water Violet, Rock Rose , Gentiane)

Le corps médical étant trop lent à accepter ses travaux et conclusions, le docteur Bach qui voulait en faire profiter le plus grand nombre de patients, mit une annonce dans le journal, libellée comme suit :

«Guérissez-vous, vous-mêmes, il y a des simples de grande valeur à votre portée. Renseignements fournis gracieusement».

Cette annonce donna lieu à un échange de correspondance avec le General Medical Council qui se termina en queue de poisson. Bach ayant refusé d'interrompre la parution de cette annonce et expliquant pourquoi il avait été amené à le faire sans être pour cela à ses yeux «un vulgaire commerçant», le Council ne poussa pas plus loin.

Le docteur Bach était sans peur, et surtout devant les limitations et les restrictions qui menaçaient son travail. Quand il était convaincu de la valeur d'une découverte qui serait bénéfique pour les malades, il ne laissait rien entraver son chemin, ni la perte de son standing, ni le découragement, ni le doute de la part des autres ne pouvaient l'empêcher de mettre tout en œuvre pour faire connaître ses découvertes.

Historique d'un cas : une femme de quarante ans qui souffrait de douleurs vagues dans l'abdomen depuis trois semaines et d'enflures dans les aines, la nuque et sous les bras. L'examen révéla une leucémie avancée. La patiente réalisa qu'elle souffrait d'un mal incurable et envisageait secrètement de se donner la mort.

La gravité du cas et la terreur de la patiente indiquait Hélianthème (Rock Rose) comme remède, ce qui lui fut administré pendant 10 jours, amenant une résorbtion des glandes et une réduction des douleurs abdominales. La patiente ne pouvait croire à cette amélioration qui lui semblait trop bonne pour être vraie. Muscade (Mimulus) - le remède pour peur précise - lui fut alors donné pendant deux semaines, et à la fin de cette période son état général était redevenu normal. A la visite de contrôle quatre ans plus tard, elle n'avait pas eu de rechute et sa santé était bonne.

Un autre cas : une patiente souffrant de rhumatisme aigu depuis deux ans et ayant passé la plupart de son temps en clinique et en maison de repos vint à la consultation du docteur Bach.

A la première visite, ses mains étaient raides et douloureuses, ses chevilles deux fois leur taille normale et la patiente pouvait à peine marcher. Elle souffrait d'autre part de la nuque et du dos.

C'était une femme d'une exquise gentillesse, d'un grand calme et d'un grand courage. Violette (Walter Violet) était le remède indiqué, elle suivit le traitement pendant deux semaines et quatre semaines plus tard, elle pouvait marcher 2 à 3 kilomètres, mais se sentait encore hésitante et incertaine. Elle prit alors Alène (scleranthus) pendant quelques jours, et suivit une période d'impatience pendant laquelle elle voulut tout faire elle-même, ce qui indiquait l'utilité du remède du même nom.

Huit semaines après la première visite, elle pouvait utiliser librement ses mains, sans douleur. Il ne lui restait qu'une trace de raideur et une légère enflure des chevilles qui allait en diminuant.

1933 – MARLOW CROMER
PUBLICATION DES « 12 GUÉRISSEURS » ET DÉCOUVERTES ET PRÉPARATION DU REMEDE APPELÉ « LES 4 AIDES »

Le docteur Bach pressentait que les remèdes suivants seraient pour les états d'être plus persistants que ceux du premier groupe.

Ils seraient pour ceux qui s'étaient laissés persuader que l'on ne pouvait plus rien pour eux, et qu'ils devraient accepter leur handicap se laissant aller jusqu'à perdre leur individualité. Pour ceux qui souffraient depuis longtemps, l'irritabilité, le désespoir et l'inquiétude profonde étaient devenus part de leur nature.

Bach pressentait que les remèdes pour de tels états d'être devraient être vraiment puissants et qu'il les trouverait dans les plantes, les buissons et les arbres qui poussent ensemble en massif, et qui attirent l'œil par leurs couleurs et l'intensité de leur beauté et de leur taille. Le pouvoir amassé dans ces plantes, ces buissons et ces arbres qui poussent dans de tels lieux donneraient les remèdes nécessaires, chargés du stimulus voulu pour tirer les éprouvés de leur marasme et de l'état de résignation dans lequel ils s'étaient installés.

Le premier remède découvert fut l'Ajonc (Gorse) remède pour ceux qui souffraient depuis si longtemps, se sont laissés prendre à perdre l'espoir de la guérison et n'essayent plus de s'en sortir ; seule la persuasion venant de l'extérieur les amenaient à faire un effort.

Puis ce fut le Chêne (Oak). Le docteur Bach découvrit que les minuscules fleurs de Chêne contenaient les propriétés nécessaires pour le type de tempérament qui lutte envers et contre tout sans perdre espoir, sans cesser de faire des efforts - état d'être opposé à celui de Ajonc qui se laisse aller au désespoir et abandonne la lutte.

Les fleurs de Chêne furent potentisées en Mai par la méthode solaire.

Les remèdes aux simples de Bach étaient déjà utilisés en Angleterre et à l'étranger avec succès, à cette époque, et celui-ci se félicitait d'avoir fait connaître ses travaux aussi bien aux docteurs qu'aux gens simples. La simplicité extrême du traitement, la non-toxicité des remèdes combinés avec leur puissant pouvoir curatif, attiraient beaucoup ceux qui souffraient depuis longtemps et avaient fait le tour de bien des remèdes y dépensant parfois une fortune sans y trouver de soulagement.

Afin que ses remèdes soient à la portée de tous, le docteur Bach les avait présentés dans un étui complet de teintures mères à deux grandes firmes londonniennes, ne demandant rien en retour si ce n'est de vendre ces remèdes au public aussi bon marché que possible.

Il se mit ensuite à la recherche du remède pour ceux qui appréhendaient la solitude et qui n'étaient heureux qu'entourés des leurs, qui aimaient beaucoup parler et discuter leurs petits malheurs et leurs affaires avec celui ou celle qui se trouvait à portée de leur voix.

Un jour il demanda à une personne présentant ces caractéristiques, quelle était la plante qui lui plaisait le mieux, celle-ci lui répondit : «la bruyère en fleurs». Le docteur Bach fit donc l'essai avec les fleurs de bruyère et découvrit que cette plante renfermait le pouvoir curatif correspondant à ce type d'individu. A la même époque, il prépara Eau de Roche (Rock Water) avec de l'eau de source pure, prise à un certain puit et potentisée. Ce dernier remède fit ses preuves avec ceux dont l'idéal et les principes les amènent à se nier, à se refuser ce qui est le plus nécessaire pour leur santé et leur bien être.

Le docteur Bach retourna à Cromer avec les teintures de ces deux remèdes.

Un cas : une femme d'une trentaine d'années, souffrant d'asthme depuis de nombreuses années et qui était alors en pleine dépression nerveuse vint à sa consultation. Elle craignait de ne plus pouvoir travailler à cause de son asthme et de ses troubles nerveux. Le désespoir indiquait Ajonc (gorse) et la crainte de perdre son travail Muscade (mimulus). Un mois plus tard, elle retournait à son travail, elle prit alors Ajonc, Hélianthème et Clématite ensemble. Hélianthème pour le manque de stabilité, Clématite pour la perte d'intérêt. Six semaines après sa première visite elle était tout à fait bien et guérie.

1933 - 1934
LES DERNIERES ANNÉES A CROMER
PUBLICATION DES 12 GUÉRISSEURS
ET DES 4 AIDES
PRÉPARATION DES REMEDES
FOLLE AVOINE - OLIVE ET VIGNE

«Les 12 Guérisseurs» furent publiés dans la forme que nous leur connaissons aujourd'hui pendant l'automne de 1933 (la traduction française a pour titre «Guérison par les fleurs» au Courrier du Livre).

Le docteur Bach cherchait alors un remède qui aiderait à réveiller un désir conscient et précis en ceux dont l'ambition ou le désir de guérir et de vivre leur vie dans la plénitude était absent ou éteint ou incertain. Il était convaincu de par ses expériences et sa compréhension de la nature humaine qu'un but défini dans la vie, un intérêt profond pour un travail, une disposition alerte et éveillée face à la vie étaient nécessaires pour le bonheur et la santé de chaque individu. Il pressentait que ce remède serait d'une importance vitale.

Tant de gens manquaient d'intérêt dans leur vie, ils étaient ou bien ennuyés ou bien ils faisaient un travail qui ne leur convenait pas, vivant dans un demi coma et assumant leurs responsabilités d'une façon morne et mécanique. Cet état d'être ne manquait pas à un moment ou à un autre de leur vie d'avoir des répercussions inévitables sur leur santé physique, minant leur vitalité et leurs forces.

Mais le manque d'intérêt et d'optimisme n'étaient pas absents seulement chez les personnes âgées, mais aussi chez les jeunes ; chez tous ceux qui avaient eu des ambitions ou un idéal et se savaient capables de le réaliser, mais qui s'était laissé enliser et étaient alors incertains sur la forme que devrait prendre leur travail ; la vie était vide pour eux.

Le docteur Bach pressentait qu'il trouverait en Folle Avoine (Wild Oat) les propriétés requises pour aider un tel état d'être.

Il chercha ensuite le remède pour ceux qui vivaient leur vie pleinement, mais s'épuisaient affaiblis par leurs expériences et leurs souffrances, manquant de force pour continuer. Le docteur Bach trouva que les fleurs de l'olivier contenaient la vie* la chaleur et la force nécessaire pour ré-énergétiser ceux-ci et leur redonner la santé.

Il chercha ensuite le remède pour les gens capables, sûrs d'eux qui suivent leurs goûts et leurs ambitions, qui ont fait beaucoup d'expériences de tout et tentent de persuader les autres de les suivre. Il savait trouver ces propriétés dans les fleurs de la vigne de raisin blanc.

Le docteur Bach prépare également une combinaison de quatre remèdes pour les accidents, les chocs, la perte de conscience, les douleurs atroces. Il l'appela Rescue Remedy - remède d'urgence : Hélianthème pour l'urgence et la terreur, Prunus pour la panique et le danger, Clématite pour la perte de conscience, l'évanouissement et le coma, et Impatience pour la tension mentale et la résistance qui entraîne douleur et contraction dans le physique.

Avec la découverte de ces quatre remèdes, le docteur Bach comprit que ses recherches devaient être terminées pour quelques temps et qu'il était temps de s'installer et de faire bénéficier ses patients et ses amis, qui l'appelaient à Londres depuis si longtemps, de ses découvertes.

Le nombre de docteurs et de «gens simples» qui utilisaient ses remèdes allait en grandissant et cela lui donnait de grandes joies, il disait souvent combien il enviait le profane qui n'avait aucune connaissance médicale pour entraver la liberté de son diagnostic, car pour lui toutes ses années de recherche en laboratoire et de soins dans les hôpitaux l'avaient marqué, et il lui était difficile de ne pas laisser entrer pour compte la gravité d'une maladie ou ses complications possibles et de se concentrer uniquement sur l'attitude mentale du malade.

* (Note de la traductrice : j'ai remarqué que lors de la cueillette des olives, je m'endormais le soir d'un sommeil profond et réparateur et que chaque matin je me réveillais alors ragaillardie).

Peut-être certains d'entre vous peuvent comprendre que pour un homme qui avait si intensément exploré les méthodes scientifiques de guérison, il fallait un grand courage et une confiance implicite en ses convictions pour traiter des cas aigus et sérieux avec des simples.

Personne ne peut vraiment comprendre le courage et la foi qu'il lui fallait au début de ses recherches quand il traitait de tels cas. Mais grâce à son courage et à sa foi, il a pu prouver d'une manière éclatante la valeur de ses découvertes.

CROMER 1930 - 1934

Une nuit il fut réveillé par un rêve :

Il voyait un de ses amis pêcheur en danger. Le bateau dans lequel il était et qui était chargé à ras bord de harengs prenait l'eau et les deux pêcheurs dormaient. Dans son rêve le docteur Bach disait à l'un d'eux : «Réveillez-vous, réveillez-vous». L'homme s'éveilla, vit le danger et se dirigea vers le port juste à temps car l'eau montait très vite.

Quand le docteur Bach s'éveilla, il sentait encore la sensation du danger et de la catastrophe possible, et il s'habilla à la hâte et se dirigea vers le port où il vit le bateau arriver. Il aida à l'amarrer et un des pêcheurs lui raconta : «Nous dormions, quand tout à coup je me suis réveillé et j'ai vu l'eau monter. On a eu juste le temps, mais comment se fait-il que vous soyiez ici ? ». De tels incidents se répétèrent souvent par la suite dans la vie d'Edward Bach. Certaines personnes pouvaient sentir un flot de vie bienfaisante les irradier même en ne le voyant que de loin.

Un jour, pendant sa première année à Cromer, alors qu'il se promenait dans les bois, il rencontra un forestier auquel il demanda son chemin. L'homme était âgé et semblait malade. Il raconta au docteur Bach, sans savoir que c'était un docteur, qu'il souffrait dans la bouche terriblement, et que sa langue était dans un tel état qu'il ne pouvait ni manger, ni boire, et difficilement parler.

Le docteur Bach lui mit la main sur l'épaule, et tout en sachant que la maladie dont il souffrait était déjà bien avancée et que d'ordinaire il n'y avait pas de remède à ce mal, lui dit : «Venez me voir un de ces jours, je suis en ville, et nous irons boire une bière ensemble à votre meilleure santé».

Il rencontra le forestier quelque deux ans plus tard. Un jour, un homme l'arrêta dans la rue et lui dit : «Monsieur je veux vous dire que depuis le jour où je vous ai rencontré je n'ai jamais eu un moment de douleur avec ma langue et il ouvrit la bouche, montrant au docteur Bach une langue propre et saine.

Souvent il lui arrivait de se sentir attendu à un certain moment, à un certain endroit. Une fois au beau milieu d'un repas il se leva et courut jusqu'au port où il trouva un homme si déprimé qu'il allait se jeter à l'eau - il avait choisi ce moment du jour, pensant n'être pas dérangé - il avait perdu son travail et ne pouvait en trouver un autre.

Le docteur Bach lui dit d'essayer de nouveau et qu'il réussirait, puis il l'emmena au café du port où il l'invita à déjeuner. Le matin suivant, l'homme recevait une proposition de travail avec un bon salaire.

Le docteur Bach suivit la première idée qui venait en lui et agissait immédiatement, avant que le raisonnement ne puisse intervenir, et chaque fois les petits faits de sa vie lui prouvaient que par l'intuition l'être humain est en contact avec la Grande Source de Toute Sagesse à laquelle rien n'est impossible.

1934 - 1935
« LES 12 GUÉRISSEURS ET LES 7 AIDES » DÉCOUVERTE DES 19 AUTRES REMEDES

Beaucoup le croyaient riche, mais souvent il se privait pour acheter le cognac nécessaire à la préparation de ses teintures mères. Il n'avait retiré aucun bénéfice de la vente de ses livres, car il voulait qu'ils soient vendus au prix le plus bas possible. Il avait demandé à ceux qui distribuaient ses remèdes de vendre ceux ci au prix minimum afin de les rendre accessible à tous. Pour lui, ces remèdes préparés à partir des simples étaient un cadeau gracieux du Créateur de toutes choses et ne devait pas donner lieu à une entreprise commerciale.

A cette époque, un membre de son équipe mit la maison de Sotwell à Wallingford à sa disposition. C'était une vieille maison aux poutres de chêne, avec un grand jardin, un verger et deux champs derrière. Le docteur Bach consacra ses moments de loisirs (sic) à faire les meubles nécessaires pour la maison. Il fit des chaises et des sofas, des tables et des lits suivant son plan, utilisant le plus souvent des joints de bois au lieu de clous. Bien qu'il n'ait jamais fait de menuiserie auparavant, il fit ces meubles avec facilité et aise, son amour pour le bois lui rendait la tâche joyeuse et les résultats furent à la hauteur de sa joie.

Le travail physique lui fit du bien. Il se sentait au seuil d'une nouvelle phase de recherches car il restait encore des états d'être pour lesquels il n'avait pas trouvé de remède.

Il allait acquérir les 19 autres remèdes par des moyens tout à fait différents. Quelques jours avant le découverte de chacun d'eux, il souffrait lui-même de l'état négatif qui correspondait à celui-ci, et avec une telle intensité que son équipe s'émerveillait qu'il lui soit possible de tant souffrir et de rester sain d'esprit. Non seulement il traversait les états d'être négatifs mais également les souffrances physiques qui les accompagnaient.

Son merveilleux courage et son désir de soulager ceux qui souffrent le soutenaient et bien qu'il lui arrivat parfois de ne même pas pouvoir se tenir assis, il n'épargna pas sa peine. Il continuait de voir ses patients, de chercher dans la campagne à pied ou à bicyclette et quand il était trop mal pour marcher, il allait en voiture.

En Mars 1935, il découvrit Prunus (Cherry Plum). Quelques jours auparavant, il avait souffert d'un inflammation extrême des sinus, douleurs atroces dans les os des pommettes, hémorragie et maux de tête constants. La douleur était si intense qu'il se sentait désespéré, comme si la vie n'était plus envisageable sans perdre la raison.

Il savait qu'il était sur le point de découvrir le remède pour cet état d'être. Il découvrit Prunus (cherry Plum) un matin près d'une haie et ses maux disparurent quelques instants après avoir pris quelques gouttes de la préparation qu'il en avait fait.

Il potentisa le dernier remède de cette série en Août de la même année.

L'effort de ces six derniers mois avait été grand en vérité, remède après remède avait été découvert en succession rapide et l'agonie physique et mentale qu'il avait traversée avant la découverte de chacun d'eux avait été si sévère qu'il en était resté faible et épuisé.

Ces découvertes peuvent sembler simples quand on en fait le récit, mais ceux qui vécurent avec lui cette année là savent quel courage surhumain devait être le sien pour traverser de telles souffrances. Il était devenu si sensible qu'il pouvait sentir quel était le problème d'un patient des heures avant que celui-ci n'arrive chez lui. Il souffrait du même mal quelque temps avant son arrivée, ce qui l'amenait à avoir une compassion profonde et une grande compréhension de l'autre, et ses patients confiants en une aide certaine, étaient rassurés par la connaissance intime qu'il avait de leur condition.

Au travers de tout cela, il gardait son humour et sa joie de vivre. Il arrangeait des soirées de chants à l'auberge du village, et s'intéressait au cricket et au football. Figure hors du commun, suivi de son chien Lulu, bâton à la main, nu tête et barbu, irradiant le bonheur et la fraternité.

SOTWELL
« LES 12 GUÉRISSEURS ET AUTRES REMEDES »
CONFÉRENCE « LES HERBES QUI GUÉRISSENT»
DERNIERE MALADIE ET MORT
DU DOCTEUR EDWARD BACH

Bien qu'il fut très fatigué par ses dernières expériences il n'avait guère l'opportunité de se reposer, le nombre de ses patients allant grandissant. Il répartissait son temps entre ses patients, la préparation des remèdes, l'instruction sur leur utilisation et le courrier auquel il devait répondre et qui venait du monde entier.

Le 8 janvier 1936, il écrivait la lettre suivante au Président du General Medical Council.

«Ayant reçu une note de vous concernant les assistants «non qualifiés» qui travaillent avec moi, il est juste que je vous informe que je travaille actuellement avec plusieurs d'entre eux et que j'ai l'intention de continuer à le faire.
Comme j'en ai déjà informé le Council auparavant, je considère comme étant le devoir et le privilège de tout docteur d'enseigner aux malades à se guérir eux-mêmes.
Je vous accorde toute liberté pour donner à cette prise de position, la suite que vous jugerez convenable et équitable.
Ayant prouvé que les herbes des champs étaient si simples dans leur usage et si merveilleusement efficaces dans leur action guérissante, j'ai abandonné la médecine «orthodoxe».

Cette lettre resta sans suite, et le docteur Bach ne reçut jamais de réponse.

Vers la fin octobre sa vitalité diminua, son corps qui avait été un tel ami pour lui, ne pouvait plus supporter un nouvel effort, et il dut s'aliter. Il continua cependant de travailler, supervisant le travail de ses trois assistants et prescrivant pour les patients. Il avait formé ses assistants avec beaucoup de soin car il voulait leur laisser le soin de poursuivre ses travaux. Il sentait qu'il y avait encore des recherches à faire sur cette terre ou ailleurs.

La vie était pour lui une rivière ininterrompue, la mort n'étant qu'un changement de condition et il était convaincu que certain travail ne pouvait être accompli que sous les conditions de la terre alors que des conditions spirituelles étaient nécessaires à d'autres travaux.

Sa merveilleuse vitalité, sa capacité de rire de tout, même de ses souffrances, mettait un espoir de guérison au cœur de tous ceux qui travaillaient avec lui. .

Il mourut dans la nuit du 27 novembre 1936 pendant son sommeil.

Les années de sa vie sur terre avaient été courtes (50) mais pendant toutes ces années, il avait travaillé sans répit avec un seul but en tête : trouver une façon pure et simple de guérir les malades. Ayant accompli tout ce qu'il pouvait sur terre, il abandonna joyeusement son corps physique pour continuer dans d'autres sphères son travail ; sachant que ceux qu'il laissait après lui montreraient la même tenacité et la même intégrité.

TOUTE SA VIE AVAIT ÉTÉ UNE VIE DE SERVICE ET IL NE LAISSA APRES LUI QUE LES VETEMENTS QU'IL PORTAIT HABITUELLEMENT ET QUELQUES CINQUANTE LIVRES STERLING.

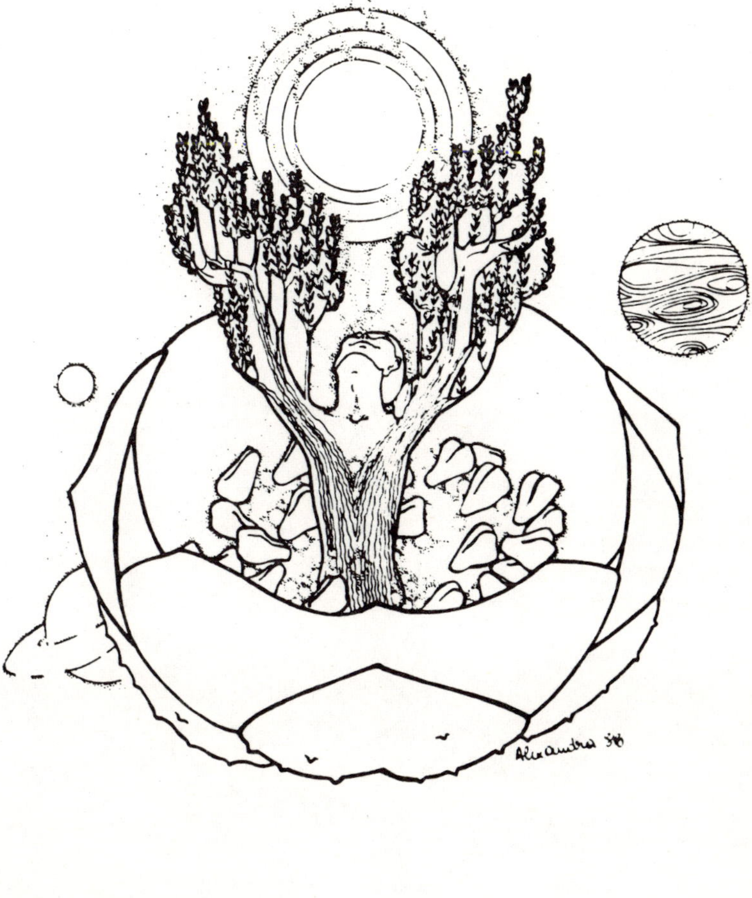

CHAPITRE II

COMMENT UTILISER LES HARMONISANTS ?

a) Préparation des teintures mères :

Celles-ci sont préparées en Angleterre suivant la méthode découverte par le docteur Edward Bach, à savoir : une fleur donnée - par exemple la clématite - est cueillie juste avant sa pleine floraison et exposée au soleil sur un bol d'eau pure, lorsque la fleur commence à se flétrir l'eau est filtrée, mise en bouteilles mères avec un peu de cognac (pour la garder).

b) dosage :

Le diagnostic étant établi par le thérapeute et le nombre d'harmonisants nécessaires au patient déterminés (il est possible d'utiliser plusieurs harmonisants ensemble, le maximum courant est de cinq), ceux-ci sont mélangés comme suit : mettre dans une bouteille de 30cc à compte gouttes de l'eau de source presque jusqu'en haut et ajouter trois gouttes de chaque teinture mère choisie. Agiter légèrement. C'est tout.

Prendre ensuite 3 gouttes de cette préparation, quatre fois par jour ; au lever, avant le déjeuner, avant le dîner, et avant le coucher.

Nota : Les Harmonisants du docteur Bach étant bénins dans leur action et ne pouvant amener aucun effet secondaire, ils peuvent être utilisés par tous. La dose est infime (pensez aux dilutions successives) ils peuvent être utilisés de pair avec un traitement médical si on le désire sans affecter l'action de celui-ci et vice-versa.

c) Comment établir le diagnostic ?

Chaque être correspond à un type de base et traverse des états d'être négatifs passagers. C'est en reconnaissant ces états passagers, en les acceptant comme tels et en choisissant l'harmonisant adéquat, que toutes les possibilités d'aide et de soutien vers la santé que nous apportent les découvertes du docteur Bach s'ouvrent à nous tous.

Chaque harmonisant correspond à un état d'être précis décrit dans la nomenclature suivante afin d'aider tout un chacun à faire son auto diagnostic et à suivre l'action qu'il sent juste.

État de Peur

Rock Rose / Hélianthème : urgences - maladies soudaines - accidents - grande frayeur - terreur - panique - hystérie - quand on désespère de la vie elle-même - horreur et terreur des cauchemars - quand il y a eu un frôlement avec la mort ou «le mal».

Symptômes possibles : paralysie, perte de conscience, surdité subite, glacé jusqu'à la moelle, tremblement, perte de contrôle.

Mimulus / Muscade : peur de choses précises - animaux - hauteur - douleur - accidents - eau - obscurité - maladie - mort - solitude - les autres - trac. Toute peur d'une chose précise et tenue cachée.

Symptômes possibles : bégaiement, rouge au visage, sinusite, yeux et nez coulent, respiration artificielle, extra-sensitivité aux bruits, aux disputes, aux foules, prédisposition à la nervosité, timidité.

Cherry Plum / Prunus : Désespoir - peur de la folie - de perdre contrôle de soi - impulsions incontrôlables - dépression nerveuse - pensées suicidaires - peur obsessionnelle - hallucinations.

Symptômes possibles : teint pâle, regard fixe, agitation, élocution saccadée et nerveuse, questionne sans arrêt, au bord de la folie, débilité. Semblable à une gangrène mentale, très dangereux pour le Soi.

Aspen / Tremble : Craintes psychologiques de source inconnue - appréhension vague, soudaine, inexplicable, déraisonnable - peur d'une force inconnue - peur de s'endormir par crainte de ce qui viendra - peur des rêves - peur liée à la mort et à la religion et généralement gardée secrète.

Symptômes possibles : maux de tête, fatigue visuelle, air hanté, transpiration, tremblement, chair de poule, faiblesse soudaine, somnanbulisme, fatigué et énervé, irritable.

Red Chestnut / Marronnier Rouge : Difficulté à ne pas s'inquiéter pour les autres, anticiper les problèmes, imaginer le pire - s'inquiéter pour les problèmes des autres ou se miner sur les problèmes mondiaux - crainte d'un petit malaise chez l'un dégénère en quelque chose de pire. Projette l'anxiété.

États d'Incertitude

Cerato / Plumbago : Doute de ses capacités - faible volonté - manque de courage dans ses convictions - ne se fait pas confiance et demande toujours leur avis aux autres - ne fait pas confiance à son jugement et à son intuition - souvent insensé - changeant - imitatif - facilement entraîné. Souvent bavard, posant beaucoup de questions, souvent rejeté par un groupe du même âge étant enfant. Serviteur.

Scleranthus / Alène : Ne pas pouvoir choisir, décider entre deux choses, changeant et indécis, manquant de concentration, hésitant, instable. Les êtres types de scleranthus sont des êtres tranquilles qui ne demandent pas de conseils, ils passent par des extrêmes énergie, joie et tristesse et ne peuvent maîtriser l'alternance de ces émotions. Difficile de compter sur eux car instables. Reconnaissable à leur manque d'équilibre. Conversation erratique -

hésitation - agitation - changeant souvent de vêtements - les symptômes vont et viennent. Mal de l'air, de voiture.

Gentian / Gentiane : Pour ceux qui se découragent facilement et se laissent aller à la déprime - perdent le cœur à l'ouvrage - doutent et manquent de foi - mélancolie - scepticisme et désappointement - dépression pour un motif connu - retard ou empêchement - affliction causée par une régression ou une rechute - pour la négativité qui entretient un sentiment d'échec. Se remarque par une mélancolie et une tristesse visible.

Gorse / Ajonc : Désespoir - état désespéré aigu - dépression chronique et résignation - perte de la volonté d'améliorer son état - croient que rien ne peut les aider, mais peuvent se laisser persuader d'essayer à nouveau tout en pensant que cela ne leur fera rien. Ont besoin d'être stimulés : gorse / ajonc guérit la volonté intérieure

> Symptômes possibles : état apparemment incurable - maladie génétique - échec ou désappointement répétés - cercles sombres sous les yeux - reste assis inerte - sans espoir au-delà des pleurs et de toute expression de chagrin. Le teint peut être plombé dans les états avancés.

Hornbeam / Charme : État passager de fatigue mentale / physique - quand un manque d'énergie entraîne une baisse de l'intérêt - lassitude et incapacité de faire face aux affaires journalières. Bon pour les convalescents qui se sentent incapables de reprendre leurs occupations tout en étant assez forts pour le faire.

> Symptômes possibles : fatigue, lassitude, tendance à rester à flâner au lit le matin, impression de ne pas pouvoir faire face au jour qui commence.

Wild Oat / Folle Avoine : Incertitude quant à la carrière (cause de bien plus de problèmes que l'on ne pense) - ambition indéfinie insatisfaite - se laissent aller et permettent à leur ambition de s'étioler - souvent doués mais incapables de suivre une occupation qui est leur vocation véritable.

Symptômes possibles : découragement, incertitude et insatisfaction générale, sentiment de frustration, ennui, se trouvent souvent dans un climat ou des occupations qui leur sont peu favorables.

État d'intérêt insuffisant dans les circonstances présentes.

Clematis / Clématite : Ce sont des rêveurs étourdis qui manquent de concentration et de vitalité, des gens tranquilles sans l'intérêt qu'il se doit dans le présent - absorbés dans des pensées et des fantaisies - endormis et peu observateurs - romantiques - imaginatifs - irréalistes.

Symptômes possibles : somnolence, tendance continuelle à dormir, engourdissement, torpeur, sensation d'évanouissement, indifférence, fait peu d'efforts pour améliorer son état et peut même bien accueillir l'idée de mourir, trébuche souvent, laisse tomber les objets par manque d'attention, s'égare dans une conversation, relâchement.

Honeysuckle / Chèvrefeuille : Nostalgie - mal du pays - ceux qui vivent beaucoup dans le passé - amours passés - bonheur - malheur - regrets - succès ou échecs - ceux qui vivent de leurs souvenirs désirant échapper au présent par une vision romancée du passé.

Wild Rose / Églantine : Résignation - apathie - abandon - capitule devant l'effort - fatalisme - descend la pente - inintéressant - manque d'intérêt, pas de vie - de vitalité - monotonie - ton de voix monocorde - lassitude - ennuyeux compagnon.

Olive : Pour ceux qui souffrent d'épuisement mental / physique total ceux qui ont épuisé jusqu'au bout leur réserve d'énergie si bien qu'ils n'ont plus de force. Valable après une longue maladie ou convalescence - un problème - une épreuve personnelle (guerre, divorce, crise) après une longue période de surmenage ou de surinquiétude - quand un effort surhumain a été fait. Quand nous sommes mentalement et physiquement au bout du rouleau.

White Chestnut / Fleur de Marronnier Blanc : Rythmes de pensées qui se répètent constamment sans laisser de repos - discussions continuelles dans le for intérieur - inquiétude et bavardage - congestion mentale. Les pensées vont et viennent sans amener de solution ni de décision - passant et repassant le même conflit - préoccupation qui bouche la clarté d'esprit. Le même drame se joue et se rejoue dans la tête sans laisser de repos.

Symptômes possibles : fatigue, insomnie, confusion, dépression, sentiments de culpabilité, répétition d'un sujet de conversation, manque de calme, inquiétude nerveuse, amène souvent des maux de tête.

Mustard / Moutarde : Dépression qui tombe sans motif apparent - mélancolie - air assombri - gens sérieux qui pensent être nés sous une mauvaise étoile (souvent). La dépression est si intense qu'elle ne peut être soulagée et s'en va aussi subitement qu'elle est venue. La joie et la paix sont chassés de la vie pendant l'attaque.

Chestnut Bud / Bourgeon de marronnier : Pour ceux qui manquent de tirer des leçons de l'expérience et continuent de répéter les mêmes fautes encore et encore. Ils peuvent être impatients et toujours deux trains en avant dans leurs pensées de sorte qu'ils ne remarquent pas ce qui se passe autour d'eux - manquent la possibilité de baser leurs actions sur leurs expériences passées. Ils peuvent être négligents, maladroits, lents à apprendre, inattentifs et chez les enfants souvent retardés.

États de Solitude

Water Violet / Violette d'eau : Pour ceux qui aiment être seuls - distants, parfois fiers - tranquilles et retirés - évitent les discussions, indépendants - introspectifs - très capables - pacifiques et apaisants. Ce sont des gens peu communicatifs qui savent où ils en sont, peuvent apparaître dédaigneux et condescendants - ils sont tolérants et n'interviennent pas dans les affaires des autres, tout comme ils n'acceptent pas que l'on intervienne dans les leurs. Ils portent leurs peines et leurs chagrins en silence. Ils peuvent souffrir de rigidité physique, de raideur et de tension, leur énergie étant souvent bloquée.

Impatiens / Impatience : Pour ceux qui ont horreur des contre temps et préfèrent travailler seuls à leur propre rythme, ils aiment la hâte dans tout, critiquent les faiblesses des autres - irritables - impulsifs - impérieux - actifs - intelligents - sujets à la tension nerveuse, surmenage et aux accidents.

Symptômes possibles : douleurs subites, crampes, tension dans le dos, la nuque, les mâchoires, les mains, les épaules, indigestion. Les enfants peuvent être irritables et très exigeants. Le corps est souvent penché en avant, ils dirigent, progressent et agissent rapidement, ils finiront les phrases de ceux qui pensent plus lentement. Sujet à des explosions de colère qui s'apaisent rapidement.

Heather / Bruyère : Avide de l'attention des autres, très bavards, discutent leurs affaires avec tous impulsivement, ne peuvent supporter d'être seuls, craintifs, cherchent la compassion des autres et vivent sur leur énergie. Ils sont égocentriques et plus qu'anxieux quant à leur vie et à leurs problèmes. Reconnaissable par leur bavardage incessant, restent près de l'interlocuteur, il est difficile de s'en éloigner, ne s'intéressent pas aux autres, mauvais auditeurs, hypochondriaques (pour obtenir l'attention, l'attirer).

États d'Extra-sensitivité aux idées et aux influences

Agrimony / Agrimoine : Semblent allègres, joviaux, patients, ne se plaignent pas mais dissimulent une torture mentale et une inquiétude derrière ce masque sans souci. Toujours en mouvement, cherchent l'excitation et l'activité pour vaincre l'inquiétude, prennent souvent de l'alcool ou des drogues pour s'oublier et endormir douleur et souffrance. Amoureux de la paix, évitent les querelles et les discussions, cachent leur sensibilité mais sont agités et nerveux. Se refusent à admettre d'avoir des problèmes à résoudre quand on leur demande et quand ils sont malades prennent la chose en plaisanterie pour la minimiser.

Centaury / Centaurée : Timides - tranquilles - doux - bienveillants, conventionnels et anxieux de plaire - faibles - dociles et facilement dominés de sorte qu'en aidant les autres ils deviennent des esclaves serviles. Souvent liés à une personnalité énergique qui exploite leur bonne nature, bien qu'ils choisissent eux-mêmes une telle situation, étant soumis. Ils cherchent la force de la personnalité dans les autres plutôt qu'en eux-mêmes.

Symptômes possibles : peuvent affecter les épaules et le dos (fardeau), blanc de visage, avec les cercles sous les yeux, mous, s'asseoient courbés.

Walnut / Noyer : Pour ceux qui ont besoin de protection contre les influences extérieures quand la base de la vie est ébranlée pendant un changement très important ; dentition chez les petits, puberté, changement d'école, de métier - tout changement profond de l'état mental, physique ou émotionnel. Protège de tout ce qui se met au travers de la vie journalière, protègent ceux qui sont attaqués par des forces subtiles - connu sous le nom de «brise-lien».

Holly / Houx : Pour tout état fortement négatif : colère - jalousie - amertume - envie - rage - soupçons - vengeance - haine - violence - mauvais caractère - mépris - vexation - égoïsme - frustration. Tout ce qui est contraire à l'amour.

États de résignation et de désespoir

Larch / Mélèze : Pour ceux qui manquent de confiance en eux-mêmes, ils s'attendent à un échec et sentent qu'ils n'y arriveront jamais, et ainsi ils n'essayent jamais assez - hésitants et reportant tout à plus tard - succombent facilement et se vivent inférieurs. Leur sentiment d'échec les rend résignés, bien qu'en fait ils soient tout à fait capables si ils en avaient la persévérance.

Symptômes possibles : dépression générale - souvent impatience.

Pine / Pin sylvestre : Se fustigent - culpabilité - ceux qui se condamnent - prenant souvent la responsabilité pour une situation dont ils ne sont pas responsables - trop consciencieux - s'excusant tout le temps - trop humbles ; l'effort constant qu'ils font pour améliorer peut entraîner une certaine fatigue et dépression. Aide à alléger les sentiments de culpabilité.

Elm / Orme : Pour ceux qui sont très capables et assument souvent de grandes responsabilités, mais se sentent parfois incapables de faire face à la magnitude de leur tâche. Ils sont ainsi parfois dépassés, ils vacillent et perdent confiance en eux-mêmes. Tout se passe comme s'ils avaient perdus le contact avec le fil conducteur et cela entraîne un malaise et une détresse profonde.

Sweet Chestnut / Châtaignier : Pour une période d'angoisse et de désespoir, quand il semble être arrivé à la limite de ses ressources et de son endurance, il semble qu'il n'y ait plus rien, ni lumière ni amour dans notre monde mais seulement la destruction et la fin. Désolation totale - incapable même de prier «la nuit noire de l'âme»

Star of Bethléhem / Étoile de Bethléhem : Pour les chocs, les chagrins, la détresse, pour ceux qui ont besoin de consolation et de confort - pour les mauvaises nouvelles - un accident - une frayeur - une «échappée belle» - pour un choc avec retard - pour neutraliser les effets de quelque chose que ce soit passé ou présent, même le choc de la naissance.

Willow / Saule : Pour ceux qui réagissent à tout contretemps - même minime, avec amertume et rancune - ils blâment les autres et se sentent maltraités - égoïstes - s'apitoyent sur leur sort - se justifient - se sentent grugés - boudent et gardent rancune - se sentent négligés et constamment insatisfaits, manquent d'humour.

> Symptômes possibles : froncent les sourcils, marmonnent, trainent avec eux une atmosphère de négativité et de désespoir, patient difficile car rien ne lui plaît et il se défend pour admettre une amélioration.

Oak / Chêne : Fort - digne de confiance - patient - gens responsables dignes de la confiance qu'on leur accorde et qui portent de lourds fardeaux sans se plaindre. Ce sont des travailleurs persévérants qui continuent malgré les rechutes gardant toujours espoir. Leurs efforts incessants et leur obstination, peuvent les mener à l'épuisement et, dû à leur disponibilité à prendre plus qu'ils ne peuvent assumer et à continuer malgré toutes les difficultés, ils peuvent arriver à la limite de leur endurance. Les problèmes de santé les rendent mécontents et abattus car ils se sentent entravés. Pour ceux qui ne cessent de tenter quelque chose aussi désespérée que soit leur situation.

Crab Apple / Pomme Sauvage : Le remède nettoyage pour ceux qui se sentent sales d'une façon ou d'une autre - contaminé - souvent un petit trouble qui prend une importance démesurée, amenant un esprit abattu et un dégoût de soi ; s'applique à la condition psychologique ou physique - chaque fois qu'il y a quelque chose qui dégoûte en soi, ce remède ramène les choses à leur juste proportion.

Symptômes possibles : maladies de peau, poison dans le corps ou blessure, habitude malsaine, transpiration des pieds, aversion de tout contact corporel (donner le sein par exemple).

États de préoccupation du bien être des autres

Chicory / Chicorée : Pour ceux qui peuvent vraiment être aimant, mais qui, lorsqu'ils sont dans un état négatif, deviennent possessifs. Leurs égoïsme - attendrissement sur eux-mêmes - narcissisme - les rend trop préoccupés de leurs relations avec les autres. Ils deviennent critiques - tatillons - autoritaires - intoxiqués par les poisons du mental et de l'émotionnel - cherchent à attirer l'attention - pleurnicheurs et se sentant brimés - n'aiment pas être seuls et ont besoin d'avoir ceux qu'ils aiment près d'eux afin de contrôler et de diriger leurs activités. Attitude «mère poule» caractéristique.

Vervain / Verveine : Énergique - enthousiaste - autoritaire - discutailleur - dirigeant - fervent - fanatique - changeant rarement leurs opinions et insistent pour que les autres s'y convertissent - ils ont une volonté de fer et peuvent s'exténuer en voulant trop.

Symptômes possibles : tension physique, surtension musculaire, maux de tête, douleurs occulaires, expression tendue, sur-actif, incapable de se relaxer.

Vine / Vigne : Gens capables qui sont sûrs d'eux-mêmes et tendent à utiliser leur autorité pour avoir du pouvoir et dominer les autres. Peuvent être arrogants et ambitieux - autoritaires - exigeants - rigides - stricts - manquant de compassion - violents - cruels - demandent obéissance. Ce sont des chefs qui bien que pouvant être de grande valeur dans les moments difficiles, tendent à être impitoyables pour atteindre leurs buts. Peuvent donner des tyrans et des dictateurs. Tendance à avoir la poitrine très développée - une forte stature - souffrant d'extrême de tension - raideur physique - problèmes dorsaux - tension artérielle élevée.

Beech / Hêtre : Pour ceux qui aiment critiquer - sont insatisfaits - intolérants et irritables - trouvant toujours des défauts - qui ne voient que le côté négatif des choses. Ennuyé par des détails, manières des autres - demandant ordre et discipline. Gens arrogants qui se plaignent des autres - colère mesquine - juste dans son jugement mais amer et cynique - strict avec les autres - tendu.

Rock Water / Eau de Roche : Gens très stricts qui se répriment - dirigés par des théories et rigides par ferme conviction de ce qui est juste. Avides de perfection mais concis, parce qu'ils essayent trop. Idéalistes qui ne peuvent voir l'obsession qui les domine. Sujet au fanatisme et à l'orgueil spirituel souhaitant être un exemple brillant pour les autres. Souvent reliés à un fétichisme diététique, ceux qui sont trop préoccupés de leur diète, de la pureté de la vie, stricte moralité. Chaque fois, une discipline suivie d'une façon trop rigide entraîne souffrance.

– – – – –

Nota : a) les descriptions précédentes d'une partie du livret de Julian Barnard «Guide to the Bach Flower Remedies».

b) Il se peut qu'une partie seulement de la description relative à un harmonisant convienne.

Ce ne sont pas des définitions fixes car tout ce qui est vivant est MOUVEMENT.

Rappelons-nous qu'un défaut n'est que l'excès d'une qualité et que lorsque l'harmonie est rétablie, cette qualité se manifeste dans sa plénitude.

TRAITEMENT EXTERNE

Les Harmonisants peuvent être également employés en usage externe (compresses, bains, etc...)

Mettre 6 gouttes environ (environ est là pour vous rassurer au cas où il y aurait une goutte de plus ou de moins qui serait tombée) pour 5 à 10 litres d'eau. Trois gouttes dans un verre ou un bol pour les traitements sur petite surface (doigt par exemple) avec de l'eau tiède et faire une compresse à l'endroit douloureux.

Trois gouttes d'«Impatience» dans le bain d'un bébé supertendu, peuvent aider au sommeil, et ouf, pour toute la maisonnée.

La crème «Rescue Remedy (Remède d'Urgence)» ou «Cordial» peut être utilisée pour les ulcères, lacérations, morsures, piqûres, brûlures, foulures, massages et autres besoins divers.

Le «Remède d'Urgence» peut être utilisé pur, tel quel directement sur l'endroit atteint, si la peau n'est pas trop abimée.

Il m'est arrivé de me prendre le gras de la paume de la main droite dans une fenêtre qui s'est refermée brusquement. J'ai réouvert la fenêtre (avec une petite grimace) et regardé ma main ; il y avait une profonde zone meurtrie en dessous du pouce. Je mis tout de suite un peu de Crème Remède d'Urgence «Rescue Cream» et pris trois gouttes du même remède, quelques minutes plus tard, je ne souffrais plus, et il était possible de voir une fine ligne rouge, marquant l'endroit coincé, et qui disparut pendant la journée.

Ouf, je l'avais échappé belle, avec le jardin à biner, et le livre à écrire, il n'y avait guère de temps pour rester la main en l'air...

Il arrive souvent que lorsque nous sommes dans une situation d'Impatience - comme je l'étais à ce moment là - voulant terminer et le livre et les travaux du jardin, qu'un petit accident de ce genre arrive dû à la précipitation désorganisée.

Quel que soit le travail et le but à atteindre, tout est à faire dans le calme, ce ne sont pas nous qui FAISONS les choses, celles-ci se font AVEC nous, et le temps respire et porte les choses à leur fin, naturellement.

Rappelons que les Harmonisants ne sont influencés dans leur action par aucune médication et n'interfèrent pas non plus dans l'action de celles-ci. Ils peuvent être utilisés en même temps qu'un traitement allopathique sans contre-indication d'aucune sorte. Il n'y a aucun danger de dépasser la dose, d'effets secondaires, etc... En cas d'erreur de diagnostic, l'harmonisant choisi ne donnera pas le résultat escompté, c'est tout, il ne sera pas nocif.

Nota - Il est possible également de personnaliser les lavements à l'eau (de source ou bouillie) avec les harmonisants correspondants au traitement souhaité.

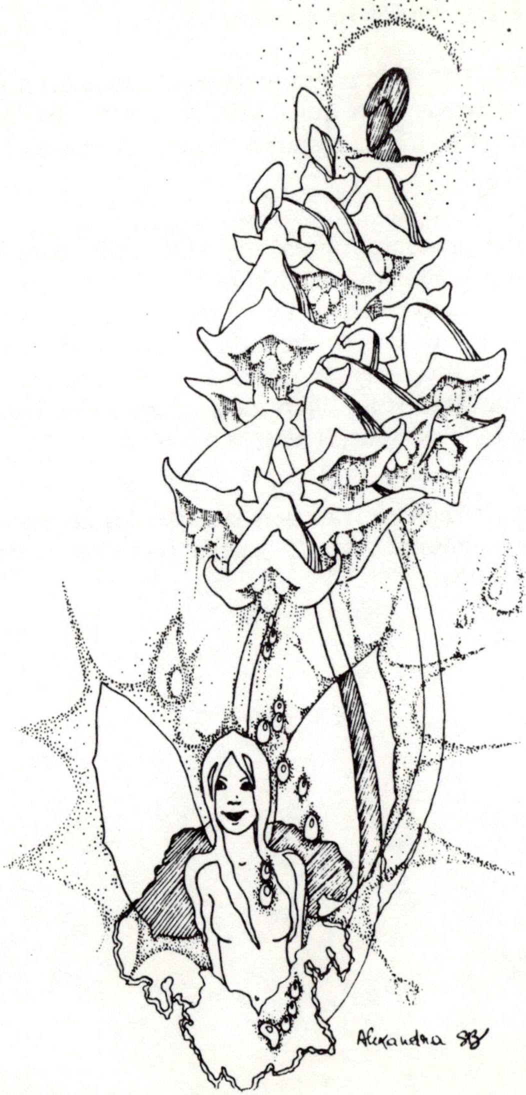

CHAPITRE III

ÉTATS D'ETRE POSITIFS

« Un jeune homme remit un jour un Kvittel (demande écrite) au Rabbin de Rijin, dans lequel il demandait l'assistance de Dieu pour parvenir à briser ses mauvais penchants. Le rabbin le dévisagea en riant : «briser tes penchants, hein ? Tu réussiras peut-être à te briser le dos, à te rompre les reins, mais briser un penchant, ça tu n'y réussiras jamais ! Seulement prie, étudie, travaille sérieusement, et ce qu'il y a de mauvais à tes penchants s'évanouira de soi-même».

« Il y a un courant de vie, il y a un courant de mort. Le premier courant de la mort, c'est le mécontentement, si vous ne prenez pas de précautions, le mécontentement se transforme en tristesse, de même la tristesse se tranforme en souffrance, celle-ci devient douleur physique, la douleur devient maladie et amène la mort.

Entre ces degrés existent beaucoup de tribulations, de sensations et de remords. Le commencement de la vie éternelle c'est le contentement et la gratitude qui apportent LA JOIE. La joie apporte la paix, la tranquillité, le bonheur ; ceux-ci amènent la force qui est suivie de la plénitude et enfin de la vie éternelle» (Omraam Mikhaël Aivanhov).

— — —

Ceux qui acceptent de se reconnaître dans les états négatifs pré-cités sont déjà des guerriers de la santé. En effet, il n'est pas évident de se reconnaître possessif, autoritaire, vélléitaire, mollasson, paillasson, le miroir à deux faces, l'autoroute quatre voies (six même maintenant) et comme le dit le docteur Philip Chancellor dans son livre «Handbook of the Bach Flower Remedies» :

> «(l'enfant) ne comprend pas qu'il manifeste les caractéristiques négatives des belles qualités qu'il porte en lui.»

et l'état négatif dans lequel nous nous sommes laissés capturer, nous montre le chemin de l'état d'être positif lui correspondant et que nous POUVONS atteindre.

Voici les états d'être positifs qui correspondent aux types des Harmonisants quand ceux-ci retrouvent leur équilibre :

Agrimoine /Agrimony : Ce sont ceux qui peuvent sincèrement rire de leurs problèmes parce qu'ils sont tout à fait conscients qu'ils n'ont qu'une importance relative. Ce sont de véritables optimistes et des pacifistes infatigables.

Tremble (Aspen) : Ce sont ceux qui sont intrépides par certitude que le pouvoir de l'Amour Divin est derrière toute chose. Quand nous réalisons cette vérité en nous-mêmes, nous sommes au-delà de tout, sauf de la joie et de la vie, la joie de notre immortalité. Cela donne envie d'inviter l'expérience, l'aventure, sachant que toute expérience nous conduit à notre foyer divin et que nous pouvons marcher sur ce sentier au travers de tous les dangers et de toutes les difficultés sans peur. Il y a un vieux proverbe chinois qui dit : «la peur a frappé à la porte, la foi lui a ouvert et il n'y avait personne».

Centaurée (Centaury) : Ce sont ceux qui savent servir sagement, tranquillement et discrètement. Ils savent quand donner et quand retenir. De telles personnes peuvent être dans la multitude et garder leur individualité, elles sont capables de défendre leurs propres opinions et de suivre les intuitions de leur Moi Supérieur (ou Moi Divin). Elles peuvent accomplir leur mission sur la terre sans se laisser influencer par l'opinion des autres.

Prunus (Cherry Plum) : Ce sont ceux au tranquille courage et à l'endurance ; comme le prisonnier de guerre, par exemple, qui peut rester sain d'esprit au sein des tortures physiques et morales.

Bourgeons de Marronnier (Chestnut Bud) : Ce sont ceux qui sont des observateurs attentifs des événements et principalement des erreurs. Toute leur attention est fixée sur le présent et ils tirent des leçons de sagesse et de connaissance de tout événement.

Chicorée (Chicory) : Ce sont ceux qui sont sans souci pour leur ego dans l'intérêt et les soins qu'ils portent aux autres, ceux qui donnent sans cesse et sans le moindre espoir de retour.

Clématite (Clematis) : Ce sont ceux qui portent un vif intérêt à tout ce qui se passe autour d'eux et qui sont sensibles à l'intuition. Parmi ceux-ci nous pouvons ranger l'idéaliste pratique, l'écrivain, l'artiste, l'acteur, le guérisseur, en bref, celui qui est maître de ses pensées et qui porte un intérêt très vif à la vie de tous les jours parce qu'il peut apprécier le but véritable de tout.

Pomme Sauvage (Crab Apple) : Ce sont ceux qui peuvent garder des pensées égales et qui ont la sagesse de voir les choses comme elles sont, à leurs niveaux respectifs. Ils sont larges d'esprit et ne s'arrêtent pas à des détails insignifiants. Ils se rendent compte que toute manifestation d'un malaise physique est dûe à une disharmonie intérieure et que c'est à leur propre pouvoir personnel de la transmuter en harmonie.

Orme (Elm) : Ce sont ceux dont la qualité est évidente la plupart du temps, confiance en soi et confiance pure, résultat d'une certitude absolue intérieure que l'aide nécessaire viendra toujours quand elle est nécessaire. C'est un autre aspect digne d'éloge des types Elm-Orme de constater leurs puissantes capacités qui sont généralement dirigées vers la sécurité et l'amélioration du bien-être des autres.

Gentiane (Gentian) : Ce sont ceux qui comprennent qu'il n'y a pas d'échec quand on a fait tout son possible, quelque soit le résultat.

Ils savent qu'il n'existe ni obstacle ni tâche si ardue qu'elle ne puisse être circonvenue.

Ajonc (Gorse) : Ce sont ceux qui ont espoir et foi et certitude qu'en fin de compte, ils triompheront des difficultés. Ils ne se laissent pas influencer par leur condition physique ni par l'opinion des autres.

Bruyère (Heather) : Ce sont ceux qui ont tant souffert eux-mêmes qu'ils sont toujours disposés à écouter et aider les autres. Ils peuvent mettre leurs difficultés de côté et s'absorber dans les problèmes des autres. Ils sont infatigables dans leur effort.

Houx (Holly) : Ce sont ceux qui peuvent donner sans espoir de retour, qui peuvent rester aimants, tolérants, heureux, même en ayant tout perdu. Ceux qui se réjouissent de voir les autres arriver à «leur place». Ils peuvent supporter les vexations de la vie avec tolérance et compréhension.

Chèvrefeuille (Honeysuckle) : Ce sont ceux qui gardent en mémoire les leçons du passé tout en laissant les faits eux-mêmes s'évanouir dans l'oubli.

Charme (Hornbeam) : Ce sont ceux qui sont sûrs de leurs capacités et de leur force, même si leur tâche semble être au-delà de leurs possibilités.

Impatience (Impatiens) : Ce sont ceux qui font preuve d'une grande gentillesse et d'une grande sympathie envers les autres. Ils sont capables, décidés, intuitifs, et intelligents, avec des capacités au-dessus de la moyenne. Ils sont tout à la fois, compréhensifs et tolérants avec ceux qui sont plus lents qu'eux.

Mélèze (Larch) : Ce sont ceux qui sont prêts à plonger dans la vie ; à prendre des risques sans être jamais découragés par les résultats. De tels êtres savent que si ils ne réussissent pas, ce n'est pas parce qu'ils n'ont pas fait tout leur possible. Il ne connaissent pas le sens de «je ne peux pas».

Muscade (Mimulus) : Ce sont ceux qui peuvent faire face aux épreuves et aux difficultés de la vie avec humour et égalité d'humeur, Nous craignons seulement les choses que nous ne comprenons pas, que nous n'aimons pas ou que nous haïssons. La compréhension et le courage sont les grandes qualités positives du type muscade.

Moutarde (Mustard) : Ce sont ceux dont rien ne peut ébranler la sérénité intérieure. De tels êtres sont fort capables de faire face aux effets d'une attaque de mélancolie ou de dépression par leur stabilité, leur joie et leur paix intérieure.

Chêne (Oak) : Ce sont des braves, luttant face à de grandes difficultés sans perdre l'espoir ni relâcher leurs efforts. Ils respirent la persévérance, le courage et la stabilité dans toutes les situations.

Olive (Olive) : Ce sont ceux qui ne s'appuient pas sur leur effort personnel pour vaincre les difficultés. Ils font plutôt confiance à la force et la vitalité qu'ils savent recevoir et qui les soutiendra et les guidera en toutes choses. Ceux qui gardent la paix de l'esprit et leur intérêt dans la vie, même s'ils sont forcés de rester inactifs. On peut dire d'eux : «ils aident aussi ceux qui ne font que rester plantés en attendant».

Pin (Pine) : Ce sont ceux qui sont prêts à prendre les responsabilités et les fardeaux que d'autres ne peuvent assumer si cela peut les aider. Ils savent cependant que ce n'est pas toujours le meilleur moyen pour aider les autres. Ils reconnaissent leurs fautes mais ne ruminent pas. Ils ont une grande persévérance et une profonde humilité devant leurs talents.

Marronnier Rouge (Red Chestnut) : Ce sont ceux qui ont le don d'envoyer des pensées de sécurité, de santé ou de courage à ceux qui en ont besoin et peuvent être en danger à ce moment-là. Ils ont la capacité de rester calmes mentalement et physiquement devant toute urgence.

Hélianthème (Rock Rose) : Ce sont ceux qui peuvent être des héros civils ou militaires, des êtres courageux qui sont prêts à risquer leur vie pour aider les autres. C'est un état d'être où l'ego est complètement oublié.

Eau de Roche (Rock Water) : Ce sont ceux qui, tout en ayant un haut idéal, sont prêts à abandonner leurs croyances originelles face à une vérité plus haute. Ils sont flexibles. Ils ne sont pas facilement influencés par les autres parce qu'ils savent par avance qu'il leur sera donné de plus grandes et plus profondes vérités. La joie et la paix qu'ils connaissent dans la vie encouragent les autres à suivre leur chemin.

Alène (Scleranthus) : Calme et détermination. De tels êtres sont prompts à prendre une décision et prompts à agir. Ce sont ceux qui peuvent garder leur équilibre dans toutes les circonstances.

Châtaignier (Sweet Chestnut) : Ce sont ceux qui au plus profond désespoir peuvent se tourner vers la Source et mettre leur confiance en elle. Alors comme le dit le Dr. Bach : «l'appel à l'aide est entendu et c'est l'instant où le miracle est possible». Ceux qui ont connu ce désespoir, ont le désir et la compréhension nécessaire pour pouvoir aider ceux qui désespèrent.

Verveine (Vervain) : Etre calme et sage qui se connaît et qui reconnaît aux autres le droit de penser différemment. Un tel être garde sa pensée flexible, il est toujours prêt à écouter les autres et à changer ses opinions quand il est convaincu de la nécessité de le faire.

Vigne (Vine) : Les qualités positives du type vigne se retrouvent dans le sage et compréhensif leader ou chef. Celui qui possède ces qualités et les utilise n'a pas besoin de dominer, il est celui qui aide les autres à s'aider eux-mêmes et à trouver leur chemin. C'est le leader qui peut inspirer ceux qui sont autour de lui par son inébranlable confiance.

Noyer (Walnut) : Persévérance et détermination. Ceux qui gardent leur foi et leur travail des influences ou des opinions adverses. Les pionniers et les inventeurs. Le Dr. Bach lui-même était un bon exemple du type noyer, lui qui avait abandonné toutes ses vieilles idées pour trouver un meilleur moyen de guérison. Et cela en dépit du ridicule, du manque d'encouragement et contre l'avis de ses ex-confrères. Il persévéra même face à l'influence profonde que pouvait exercer sa formation médicale sur lui-même.

Violette d'eau (Water Violet) : Ce sont ceux qui mettent leurs capacités au service des autres «ceux qui ont une grande gentillesse et sont des sages tranquilles et compréhensifs conseillers, qui ont du maintien et de la dignité et traversent leur vie avec grâce».

Fleur de Marronnier (White Chesnut) : Ce sont ceux qui sont d'un mental calme et tranquille. De tels êtres sont en paix avec eux-mêmes et avec le monde entier. Leur tranquillité n'est pas troublée par les influences extérieures et dans cette tranquillité vient la solution aux problèmes. Ils ont appris à contrôler leurs pensées et leur imagination et à les utiliser constructivement.

Folle Avoine (Wild Oat) : Ce sont ceux qui ont des ambitions précises et qui savent exactement ce qu'ils veulent dans la vie. Ils le réalisent et ne laissent rien les écarter de leur but. Leur vie est riche de contentement et d'utilité.

Églantine (Wild Rose) : Ce sont ceux qui s'intéressent à tout ce qui se passe, même un fait banal tant dans leur propre vie que dans celle des autres. Leur vitalité et leur intérêt attirent sur eux d'excellentes conditions de vie et ils jouissent d'une bonne santé, de contentement et de bons amis.

Saule (Willow) : Ils ont un grand optimisme et une foi profonde. Ceux qui ont reconnu leurs responsabilités de par les expériences qu'ils ont vécues. De tels êtres attirent à eux le bon ou le mauvais suivant le chemin de la pensée et comprennent pleinement qu'ils ont le pouvoir de choisir.

– – – –

Comment mieux déterminer cette nomenclature d'états d'êtres heureux et positifs (traduction d'après «handbook of the flower remedies» du Dr. P. Chancellor que par le texte qui ouvre le même livre :

« Que la simplicité de cette méthode ne vous détourne pas d'en faire usage, car vous vous apercevrez en approfondissant vos recherches de la simplicité de toute la création.

Ne faites pas attention à la maladie, pensez seulement à l'état d'être de celui qui est dans la détresse.

La guérison finale et complète vient de l'intérieur, de l'Ame Elle-même qui par son action bénéfique irradie l'harmonie au travers de la personnalité quand on la laisse agir».

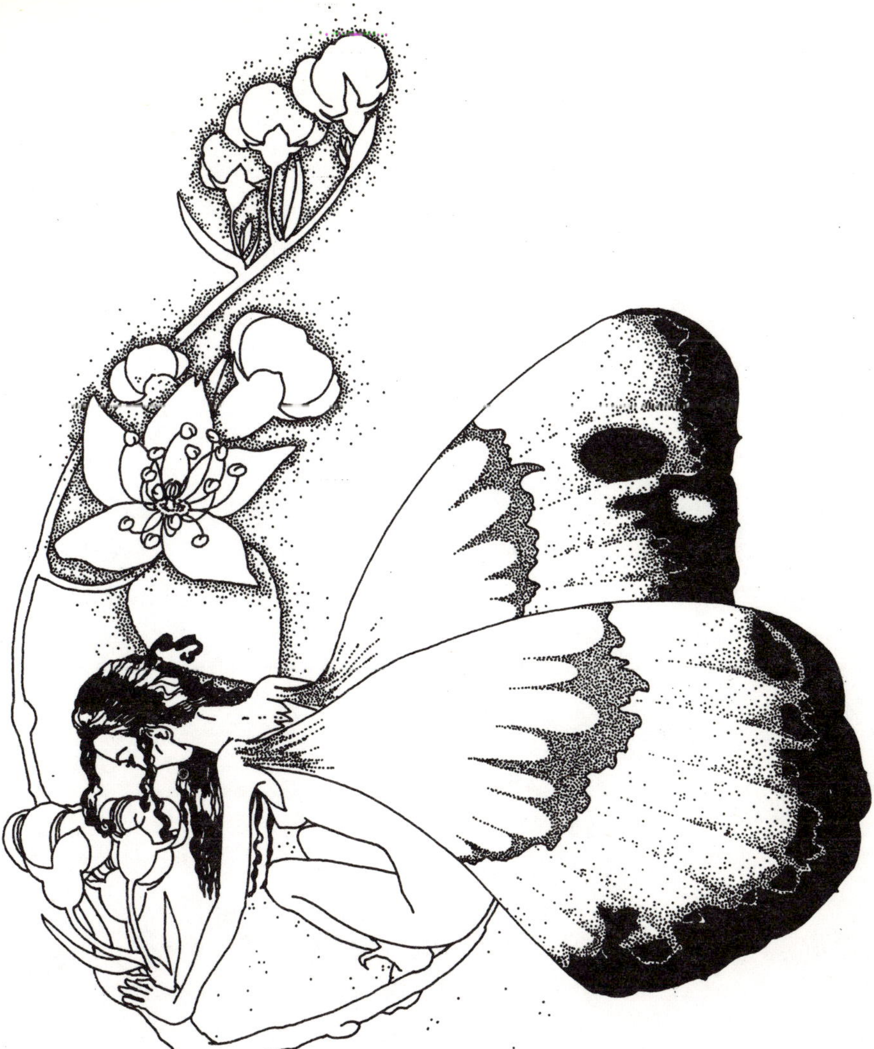
Alexandra 88

CHAPITRE IV

LE DIAGNOSTIC EST UN JEU DE PUZZLE

Beaucoup de détails à observer, beaucoup de petits faits anodins en apparence mais riches de sens pour le thérapeute qui sait regarder, écouter, sentir, et prendre le temps de laisser toutes ces mini-indications se placer en lui et lui indiquer la racine commune à toutes.

Les attitudes décrites ci-dessous ne sont pas toujours et immuablement liées aux Harmonisants indiqués, ce ne sont là que des indications, des exemples de possibilités.

La Justesse du Diagnostic est fonction de la Souplesse du Thérapeute.

Avec la pratique, le diagnostic devient de plus en plus profond, comme en acupuncture d'ailleurs - un véritable acupuncteur peut en ne plaçant qu'une seule aiguille mettre en marche un mouvement énergétique qui travaillera en profondeur pendant un an ou deux même, avant de pouvoir être perçu au niveau visible ;

X présente tous les symptômes de la timidité.

Premier diagnostic : timidité - Mimulus / Muscade.

Deuxième diagnostic (après étude plus profonde) : X est timide parce qu'il se sent inférieur, d'où le choix de Larch / Mélèze.

Troisième diagnostic (après réflexion encore plus approfondie) : il se sent inférieur à cause d'un échec encore vivant dans le souvenir, d'où Honeysuckle / Chèvrefeuille et Walnut / Noyer ;

Les trois diagnostics pré-cités sont justes et les harmonisants choisis seront efficaces à des niveaux différents. Avec la pratique le thérapeute apprend à écouter de plus en plus profondément et à remonter jusqu'à l'origine de la racine du déséquilibre.

Le jeu du billard ressemble au jeu de diagnostic ; le débutant va droit à la boule qu'il veut toucher, le vétéran va droit à celle qui, par plusieurs ricochets interposés, ira à la boule qu'il veut toucher. De même avec le temps, la pratique, le thérapeute apprend à choisir l'Harmonisant correspondant à l'état d'être négatif clé.

Voici quelques états de correspondances possibles, ce ne sont pas des réponses fixes, seulement des exercices pratiques de réflexion.

A - Ouverture de la porte

Le visiteur entre, comment ouvre-t-il la porte ?
Timidement (Mimulus / Muscade)
Crainte de déranger (Crab Apple / Pomme Sauvage - Centaury / Centaurée)
sec et décidé (Vervain / Verveine ou Vine / Vigne)
D'un geste trop large qui ébranle la plante verte (Vervain / Verveine ou Chesnut Bud / Bourgeons de Marronnier)
Il ne s'en rend pas compte (Clématis / Clématite)
Parce que ses pensées sont ailleurs, il rêve ou il est trop absorbé dans ses problèmes (Chicory / Chicorée - Heather / Bruyère - Willow / Saule).

B - Façon de s'asseoir

S'asseoit sans qu'on lui dise (Holly / Houx)
Attend, n'ose pas s'asseoir (Larch / Mélèze)
S'asseoit en se laissant tomber (Olive - Hornbeam / Charme -

Sweet Chestnut / Châtaignier - Oak / Chêne).
Jambes serrées sur le bout de la chaise, dos droit, regard direct (Rock Water / Eau de Roche - Vine / Vigne)
S'asseoit face à la lumière (Elm / Orme - Vervaine)
Un peu dans l'ombre (Crab Apple / Pomme Sauvage)
Commence immédiatement à raconter ses maux (Heather/ Bruyère - Chicory / Chicorée)
Difficile de lui faire dire pourquoi il est venu et plaisante (Agrimony / Agrimoine)
Regard anxieux qui appelle à l'aide, les mots ne veulent pas sortir (Sweet Chestnut / Châtaignier - Cherry Plum / Prunus Rock Rose / Hélianthème)
Énumère les maladies passées avec force détails (Honeysuckle / Chèvrefeuille - Heather / Bruyère - Chicory / Chicorée - Holly / Houx - Willow / Saule)
Ne se souvient plus de maladies passées importantes, reste vague (Clematis / Clématite - Centaury / Centaurée)
Rappelle sans cesse dans la conversation «l'heureux temps avant d'avoir eu «çà» ...» (Honeysuckle / Chèvrefeuille)
S'énerve de ne pas raconter assez vite (Impatiens)

Nota : un acupuncteur chevronné ne voit son patient qu'une fois et une seule aiguille lui suffit pour mettre le mouvement de vie et de «santé» en marche à nouveau.

Maître Ueshiba, maître d'Aïkido, sentait la présence d'un opposant quand celui-ci commençait à se diriger vers lui par la pensée.

Une telle sensibilité de perception est l'outil du thérapeute / Harmonisateur.

C - Vêtements choisis

Posez-vous les questions suivantes et tentez de trouver les harmonisants qui correspondent, c'est un exercice de réflexion, et les seules études nécessaires pour être harmonisateur :

vêtement qui montrent le corps ?
cherchent à le cacher ?

informes ?
élégants ?
doux, harmonieux ?

D - Voix

La voix est un des éléments principaux de base dans l'établissement d'un diagnostic en médecine chinoise.

Exercez-vous :

haut perchée, criarde ?
débit trop rapide, saccadé ?
articulation pas nette ?
inaudible ?

MOTS CLÉS

Le consultant à la recherche de la santé et ayant enfin trouvé quelqu'un prêt à l'écoute raconte son aventure avec «la maladie». Bien écouter les premiers mots, ils sont très révélateurs, par exemple :

(d'un ton décidé) eh bien, voilà - Verveine / Eau de Roche / Chêne

Je ne sais par où commencer - Clématite / Folle Avoine

J'ai MON ulcère depuis (5 caractéristiques : retient) - Vigne / Chicorée / Bruyère

... depuis la mort de ... - Étoile de Bethléem / Chèvrefeuille

Éclate en sanglots - Noyer / Olive / Chèvrefeuille / Bruyère

Je m'en doutais, mais... - Plumbago.

ATTITUDES

Exercez-vous :

N'écoute ni les questions ni les commentaires
par abattement...
rêve
est reparti dans son passé
les pensées courent dans la tête
pense aux enfants qui attendent à la maison
semble regretter d'être venu

Se prête à l'examen :
volontiers
avec réticence
avec enthousiasme
en plaisantant
en se cachant
marche voûté - rigide - droit sur le bureau
repart comme il est arrivé

– – – –

Le jeu du diagnostic est ouvert à tous partout, en attendant chez l'épicier, dans le bus, dans la rue, en regardant se mouvoir et vivre «les autres», on apprend aussi à s'accepter, à s'aimer, à se connaître et à vivre (ce qui en réalité veut dire Servir).

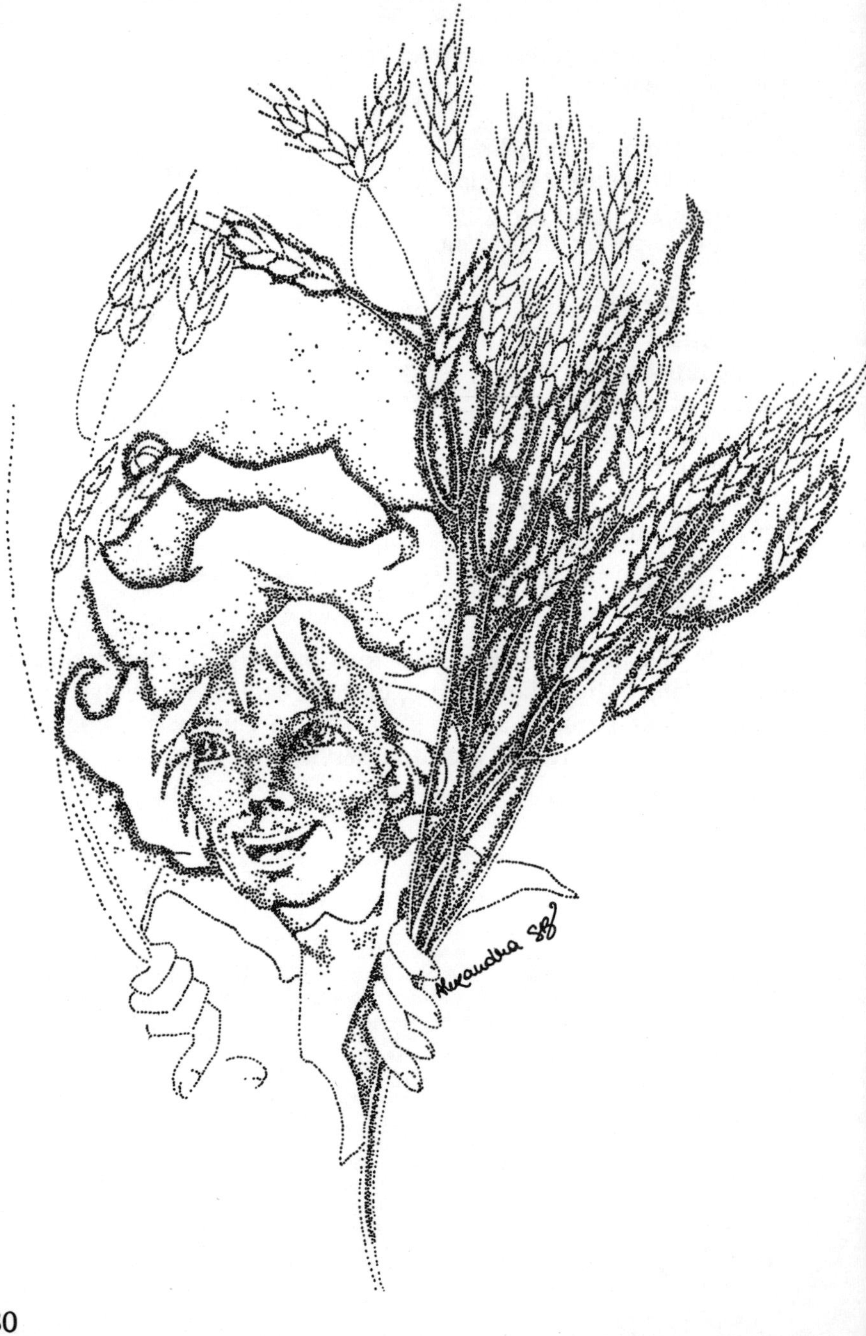

CHAPITRE V

LE JEU DE LA SANTÉ POUR ETRE EN BONNE SANTÉ

Etre en bonne santé est un défi que nous lance la vie, à nous de conquérir cette santé qui pour certains veut dire absence de maux, pour d'autres absence de difficultés et pour d'autres liberté.

« On se dit en mauvaise santé quand on ne peut pas faire ce qu'on veut » (Debos).

La santé est fonction de la souplesse avec laquelle nous réagissons à ce qui nous arrive. Celui qui arrive à glisser de concert avec le flot d'énergie de la vie, celui-là a la vraie santé, même s'il a des bunions aux pieds ou mal aux vertèbres.

LA SANTÉ N'EST PAS L'ABSENCE DE RHUME

LA VRAIE RACINE DE LA SANTÉ C'EST LA JOIE PURE

— — — —

Il n'y a pas de relation absolument fixe et établie entre une attitude et un Harmonisant ; chaque individu dans une situation donnée est le reflet d'une attitude négative qui l'empêche de la vivre pleinement et que l'on peut parfois plus facilement comprendre à deux : le consultant présente l'action et le thérapeute ÉCOUTE les mots, la voix, ce qui est tu.

C'est là un travail de coopération, d'échange ou deux êtres apprennent et s'enrichissent l'un par l'autre, enrichissant ainsi le tout et vivifiant le potentiel santé de ce monde.

Chercher à conquérir la santé peut être un jeu, jeu que l'on peut jouer seul ou à plusieurs :

Jeu de la Santé

Choisir une situation, par exemple :

Le bus que j'attend, n'arrive pas :
1 - je vais perdre mon emploi
2 - j'aurais dû m'en douter
3 - et les enfants qui attendent
4 - il fallait que ça arrive à moi
5 - mais qu'est-ce qu'il fabrique ?
6 - j'aurai peut-être dû prendre le métro...
7 - ils m'attendront... Et puis j'ai autre chose à penser...
Etc...

Écrire cette situation dans un cercle au milieu de la page puis imaginer des réactions négatives possibles en leur donnant un chiffre par ordre d'écriture.

Chercher ensuite à l'aide du livre - ou de mémoire pour les plus avancés en pratique - l'harmonisant qui peut aider à transmuter chaque état d'être négatif. Par exemple «X a besoin de moi, et je vais être en retard...» (possibles marronnier rouge, mélèze...)

Ce jeu forme à la pratique du diagnostic et de façon simple et rapide, il renseigne également sur les faiblesses de chaque joueur qui peut ainsi s'autodiagnostiquer (par exemple en écrivant ce chapitre, le premier exemple qui m'est venu à l'idée ici est bien sûr : « ça n'arrive qu'à moi » (état saule).

Deuxième jeu : faire une liste d'expressions qui reviennent souvent dans les conversations, comme par exemple «C'est jamais fini...» (gentiane) et chercher l'harmonisant correspondant.

Troisième jeu : à partir d'une expression clé que nous avons choisi : «j'ai peur» ou «ça m'énerve» ou «je voudrais» proposer plusieurs suites de phrases.

LA SANTÉ EST LE GROS LOT   QUI VEUT JOUER AVEC SOI ?

	qu'il lui arrive quelque chose ?
	idem ?
J'AI PEUR	de craquer
	j'en peux plus
	de tout faire rater
	je ne vois pas pourquoi il est comme ça ?
	d'être si lente
	de ne pas pouvoir comprendre
ÇA M'ÉNERVE	de ne pas avoir encore réussi
	de ne pas comprendre
	que tout soit sens dessus dessous
	qu'on ne m'écoute pas ; elle, on l'écoute
	ne plus souffrir
	être enfin guérie
	être comme tout le monde
JE VOUDRAIS	réussir à guérir
	bien vous croire, mais...
	y arriver seule
	leur montrer

Ce que l'être humain redoute par dessus
tout, c'est se croire ou se savoir inutile

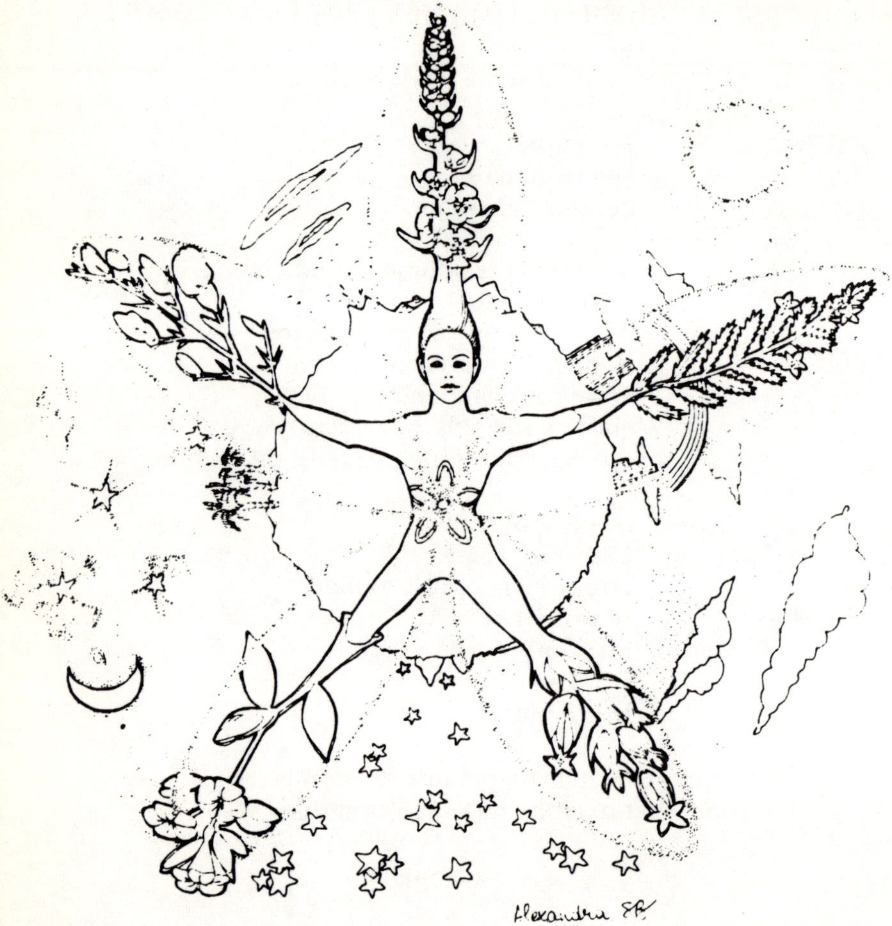
Alexandra EF

CHAPITRE VI

HISTORIQUES DE CAS DIVERS TRAITÉS AUX HARMONISANTS

Femme de 50 ans - caractère gai, enjoué, rieur, être doué d'humour pouvant voir le côté drôle de tout. Mari décédé un an avant qu'elle ne vienne en consultation, la laissant dans les difficultés financières et autres. Très occupée durant le jour mais le soir très agitée et ne peut pas dormir. Ennuis et responsabilités lui viennent en tête et elle se tourne dans son lit jusqu'aux petites heures du jour. Cette condition dure depuis la mort du mari. Santé générale bonne, mais sensation de grande fatigue et certaine difficulté à se remémorer des détails.

D - Agrimoine pour son angoisse et pour l'inquiétude qu'elle essaye de dissimuler du mieux qu'elle peut à ses amis et à sa famille ainsi que pour l'insomnie et l'agitation. Olive pour l'épuisement.

Résultats positifs immédiats, dort 7 heures par nuit dès la première semaine, réveil relaxé et dispos. Redevenue «elle-même» 6 semaines plus tard, peut confronter ses difficultés et les résoudre.

– – – –

Enfant de 9 ans. Asthmatique de naissance. Enfant heureux et gai qui ne se plaint pas, même durant les attaques les plus sévères et qui essaye de s'accomoder de sa situation.

D - Agrimoine seul

Eut encore une attaque après avoir commencé le traitement, et ne fut plus jamais troublé par l'asthme ensuite. Guérison complète.

— — — —

Femme de 40 ans célibataire. Douleurs rhumatismales haut de bras et épaule. Douleur si intense qu'elle ne peut pas dormir. Air malade et épuisé, bonne humeur cependant.

D - Agrimoine comme remède type, car elle garde sa bonne humeur devant les difficultés.

Impatience pour la tension.

Trois jours plus tard se sent beaucoup mieux, épaule encore engourdie.

Verveine est ajouté à la préparation, parce qu'elle essayait d'utiliser son bras beaucoup trop souvent dans ses occupations journalières malgré la raideur et la douleur. Deux jours plus tard, elle fit savoir que la raideur était partie et qu'elle se sentait beaucoup mieux en général. Elle continua le traitement plusieurs semaines jusqu'à guérison complète.

— — — —

Femme âgée de 60 ans. Depuis son enfance sujette à des peurs irraisonnées qui la tiennent éveillée, dans la journée état de peur et de tremblement, souvent avec la nausée et une sueur froide.

D - Tremble pour son remède type.

Étoile de Bethléhem, à cause d'un choc reçu dans l'adolescence.

Un mois plus tard, va beaucoup mieux, mais souffre d'indigestion. Sa sœur lui ayant suggéré que ses symptômes indiquaient peut-être un cancer cela la terrifia.

Hélianthème fut ajouté à la préparation pour contre-carrer la terreur d'un cancer possible.

A partir de là, progrès constants et les peurs s'évanouissent graduellement. Traitement continué pendant 3 mois, toutes ses peurs sont finies et se sent à nouveau très heureuse de vivre.

Homme de 60 ans. Prêtre. Infarctus l'année précédente. Dit à la consultation être empli de peur, non pas de peur d'un malaise cardiaque, mais une peur de choses inconnues, une peur sans raison. Très déprimé et fatigué, a perdu tout intérêt dans son travail paroissial. Sa voix est faible et souvent lui manque pendant ses sermons.

D - Tremble comme remède type pour les peurs sans raison.

Olive pour l'épuisement et la dépression que cela entraîne.

Traitement pendant 3 mois. Repris goût à son travail dès le début du traitement, à la fin, sa voix reprit son ton normal et son enthousiasme pour son travail est revenu, plus important encore il n'est plus obsédé par des craintes sans fondement.

— — — —

Homme de 52 ans. Retraité, souffrant gravement d'un eczéma du scrotum, cette région est de peau noire et comme du cuir.

Souffre depuis deux mois. Intolérant et critique particulièrement de la façon de vivre «des autres».

D - Hêtre, comme remède type à cause de son attitude intolérante.

Et Pomme Sauvage comme «nettoyeur» de son système. En un mois l'eczéma disparut et la peau autour du scrotum était normale à nouveau. Suivit le traitement encore un mois. Guérison et amélioration de l'attitude générale envers les autres.

— — — —

Jeune garçon de 11 ans. Rhumes et grippes constamment. Doit ainsi souvent manquer l'école. Tonsilectomie recommandée. Enfant effacé et facilement dominé par un caractère plus affirmé.

D - Centaurée comme remède type.

Charme pour lui donner de la force (les rhumes continuels avaient sapé sa vitalité et son désir de s'en sortir). Traitement pendant 2 mois, pas un rhume de l'hiver. Tonsilectomie déclarée non nécessaire. Développa sa volonté.

Femme âgée de 72 ans. Ne pouvait jamais croire en ses opinions. Demandant toujours à ses amis ce qu'ils feraient à sa place, et ce qu'elle devait faire pour sa pauvre santé. Elle allait ainsi d'un docteur à un autre. suivant les conseils des uns et des autres, sans grand bénéfice. Très inquiète d'une grosseur dans l'abdomen, elle avait peur mais se refusait à la chirurgie.

D - Plumbago comme remède type à cause de son incapacité à faire confiance à ses propres conclusions.

Hélianthème pour la terreur au sujet de cette grosseur.

Charme pour lui redonner de la force.

Traitement pendant 3 mois. La grosseur diminua jusqu'à disparaître entièrement. Prit des forces, sa santé n'est plus un sujet de problèmes, décidée à prendre ses propres décisions.

— — — —

Homme quarantaine. Souffrant sévérement de sinusite, souvent très douloureuse. Rapide de mouvement, impatient et énergétique, traits de caractère qui s'intensifiaient pendant les crises. Pensait devenir fou s'il ne trouvait pas un calmant et rapidement.

D - Prunus comme remède type pour son état d'esprit désespéré.

Impatience pour la tension mentale extrême.

Ces deux remèdes furent utilisés également en compresses chaudes. A sa grande surprise, dormit très bien la première nuit, au réveil la douleur était pour ainsi dire partie. Continua le traitement et les compresses encore quelques jours et guérit. Plusieurs années plus tard, n'avait pas eu de rechute.

— — — —

Femme de 40 ans. Ulcère à la jambe droite qui se refuse à guérir. Bien que les douleurs l'empêchent de dormir la nuit, ne se plaint pas. Différentes préparations déjà essayées sans succès, l'ulcère guérissait pour se rouvrir à nouveau. De ce fait découragement, dépression et irritabilité.

D - Essai d'une nouvelle préparation avec Bourgeons de Marronnier puisqu'elle semblait à avoir du mal à «apprendre» de la vie, ce qui amenait sa condition à revenir à nouveau encore et encore.

Gentiane pour le découragement et la dépression que le manque de guérison entraînait.

Pas de douleurs pendant 3 semaines. L'ulcère se refermait définitivement. Pouvait dormir à nouveau. Même traitement pendant 4 mois. Fait savoir qu'elle est complètement guérie. Un an plus tard toujours pas de rechute.

— — — —

Enfant 6 ans. Demande toujours de l'attention et doit avoir quelqu'un près d'elle tout le temps. S'agite quand elle ne peut pas avoir ce qu'elle veut. A la consultation, corps couverts de petits boutons faisant ampoules, semble comme brûlée.

D - Chicorée comme remède type pour l'apitoiement sur soi-même et la tendance à l'agitation.

Pomme Sauvage pour nettoyer son système.

Après un mois. La famille rapporte : «La petite va bien. Les boutons ont complètement disparu, elle est plus calme et moins exigeante».

— — — —

Femme 67 ans, secrétaire. Se dit avoir été une rêveuse toute sa vie, même pendant son travail. Pendant son temps libre, s'endort et oublie de faire son ménage chez elle. Les bruits et les enfants qui pleurent la dérangent. A toute sa vie souffert d'engelures aux mains et aux pieds, même l'été. (Puisqu'elle essayait de se retirer des conditions du présent, ce n'est pas étonnant que sa circulation ait été mauvaise). Cette attitude entraînait une stagnation physique et mentale.

D - Clématite comme remède type, vu son désir d'échapper à la réalité pour vivre dans un monde de sa création.

Centaurée pour avoir la force de vaincre le désir d'échapper à la réalité et au présent.

Traitement commencé en octobre. Malgré le froid, seulement une engelure au pied. En décembre quelques engelures mais bénignes. En février, écrit : «Je peux travailler sans gants, ce que je n'ai jamais osé faire auparavant. Mes rêveries ne viennent plus me troubler». Deux ans plus tard nous écrit : «les engelures ne sont pas revenues».

– – – –

Femme 63 ans. Séparée de son mari depuis quelques années, lui en veut cependant encore beaucoup. A été opérée deux fois, et reste sous surveillance médicale constante, cependant les pertes vaginales subsistent lui donnant un sentiment de dégoût d'elle-même. A la consultation impatiente et irritable.

D - Pomme Sauvage pour le sentiment de dégoût de soi-même.
Saule pour la rancune envers son mari.
Impatience pour l'irritabilité.

La première amélioration fut émotionnelle, moins irritable, en vient à accepter sa situation avec philosophie. Traitement encore pendant 6 mois, écrit : «Je n'ai enfin plus de pertes, après 30 ans de peines, je me sens mieux, je suis active et très occupée, et je m'intéresse à beaucoup de choses de la vie».

– – – –

Femme 45 ans. Souffre de tension nerveuse extrême et doit prendre des barbituriques pour dormir. Position de responsabilité, ayant des employés sous ses ordres. Forte pression à son travail. Sait qu'elle peut assumer les obligations, en vient cependant à se demander si ce n'est pas trop pour elle. Cette pensée la déprime et l'épuise.

D - Orme comme remède type pour contrecarrer l'impression que sa tâche est au-dessus de ses capacités.

Violette d'eau, parce que c'est une personne d'un naturel tranquille, calme et capable.

Écrit après 3 mois : «Effet immédiat. La tension nerveuse a baissé et disparu en quelques jours. J'ai arrêté de prendre des barbituriques et après quelques jours je pouvais dormir bien à nouveau, j'ai retrouvé la joie de vivre.»

— — — —

Femme 50 ans. A la suite d'une hystérectomie souffre de crises aigues de dépression dès que «quelque chose» ne va pas, se sent épuisée. Dit qu'elle se sent «idiote d'être si découragée».

D - Gentiane pour la dépression.
Olive pour la fatigue extrême.

Rapporte un mois plus tard qu'elle n'a plu eu de crises dépressives et qu'elle se sent tout à fait bien.

— — — —

Homme 62 ans. Chirurgien dentiste. Troubles digestifs depuis un an. Spasmes abdominaux, flatulence et diarrhée. Malgré l'assurance de son docteur que sa condition n'était pas grave, ne pouvait y croire. Devenait déprimé, inquiet et craintif. Perte de poids. Actif quand il se sentait bien mais pensant mourir quand il se sentait mal. Flatulence après les repas sans douleurs. Dort bien cependant.

D - Alène pour l'alternance d'émotions allant de la joie à la dépression.
Gentiane pour la dépression et le doute.

Tout d'abord amélioration de l'état général. Plus de flatulences fin de toutes les inquiétudes sur sa santé.

Revenu tout à fait «normal» physiquement et émotionnellement.

Homme 59 ans. Avait attrapé une double pneumonie pour laquelle il fut traité à la pénicilline. Le docteur avait peu d'espoir de le voir s'en sortir. Sa femme lui administra le Cordial de Bach (Rescue Remedy), il vainquit la crise et s'en sortit. A la consultation suivante condition très faible, le cœur ayant été éprouvé, respiration courte et difficile. Crachait du sang et se sentait perdu.

D - Ajonc pour le désespoir et l'abandon.
Olive pour lui redonner courage et force après sa grave maladie.

Pouvait s'asseoir quelques jours plus tard quelque temps, puis de plus en plus longtemps. Changement total de l'attitude générale. Acquit la certitude qu'il pouvait guérir. Les crachats ne contenaient plus de sang. Guérison complète 4 mois plus tard.

— — — —

Note : Dans ce cas, le patient ayant commencé à se sentir plus heureux et reprenant espoir, le corps répondit rapidement et la guérison fut assurée. P. M. C.

— — — —

Homme de 60 ans, jardinier. C'était un grand «parleur» qui arrêtait ses amis dans la rue pour leur parler de ses misères et de son passé jusqu'à la nausée. Il sapait l'énergie de ceux qui se laissaient persuader de l'écouter. Il vivait seul, mais préférait la compagnie. Souffre de varices, rhumes fréquents, constipation et d'éruption sur les mains.

D - Bruyère comme remède type - toujours préoccupé de lui-même.

Il suivit le traitement pendant longtemps. Son état de santé finit par s'améliorer et son attitude vis à vis de la vie et des autres changea considérablement. Il s'intéressa aux problèmes des autres et chercha à les aider. Il devint très populaire dans son village.

— — — —

Homme 65 ans, veuf, colonel de l'armée en retraite. Sept ans avant qu'il vienne à la consultation il avait eu un cancer de la gorge qui avait été opéré avec succès puisqu'il n'avait pas eu de rechute depuis. Très attaché à sa fille unique. Trouvait son fiancé «bien» mais appréhendait grandement de la voir partir. Tomba malade. Afin de jouer sur les sentiments de sa fille, ne mangeait pas et se plaignait de sa gorge continuellement. Devint jaloux et odieux envers son fiancé. Sa fille était très désespérée, car elle était tirée entre son père et son fiancé. Son père refusait de voir un docteur car il craignait que le cancer soit revenu. C'est à ce moment qu'il vint à la consultation.

D - Houx pour l'attitude de jalousie envers le jeune homme.
Chicorée pour la possessivité envers sa fille.

Un mois plus tard, le jeune homme nous écrivit : «Le colonel a beaucoup changé, il discute avec nous des préparatifs du mariage, il est redevenu «lui-même», mange mieux, c'est merveilleux.» Le traitement fut continué pendant un mois encore. Le colonel conduisit sa fille à l'autel et souhaita vœux de bonheur au jeune couple. Depuis montre un bon appétit et ne s'est plus plaint de sa gorge.

– – – –

Femme quarantaine, veuve. Mari décédé trois mois avant sa visite à la consultation. Après sa mort commença à souffrir de colite aigue «Je me sens si déprimée et mon mari me manque tellement, j'ai l'impression qu'il n'y a plus rien d'intéressant dans la vie».

D - Chèvrefeuille pour les pensées dirigées vers le passé, et le manque d'intérêt dans le présent.
Étoile de Bethléhem pour contrebalancer le choc de la mort de son mari, bien qu'il ait été malade longtemps avant de mourrir.

Guérison en trois mois, de la colite et de la dépression, reprit goût à la vie, et à la joie.

– – – –

Femme 29 ans danseuse. Réveil épuisé chaque matin, mental et physique, se demandant si elle va pouvoir faire face aux responsabilités de la journée ; commence à croire que c'est au-dessus de ses possibilités. Souffre de constipation et de visceroptosis occassionnant de fortes douleurs après les repas. Elle en venait à éviter de manger ce qui accentuait sa faiblesse et sa fatigue. Frayeur anormale de tomber malade, parce que dans son enfance sa mère se mettait en colère lorsqu'elle était malade.

D - Charme pour la fatigue du corps et de l'esprit.
Muscade pour la peur de la maladie.
Gentiane pour le désespoir et la dépression.

Amélioration en 10 jours, plus de douleurs après les repas, persistance de la fatigue, suivi le même traitement à nouveau pendant 3 mois. Amélioration progressive et constante. Plus de constipation, vitalité et joie de vivre. Plus de problèmes digestifs.

– – – –

Femme 24 ans, mariée mère de famille. Souffrait intensément pendant ses règles. Un examen révéla la présence d'un ulcère. L'opération fut recommandée. Terrifiée à l'idée de l'opération. Pendant les crises, devenait hystérique à cette pensée. De nature capable, rapide et efficace, mais peu réceptive aux conseils et interruptions de toutes sortes.

D - Impatience comme remède type pour sa nature vive et impatiente.
Hélianthème pour la terreur et la panique.
Étoile de Bethléhem pour le choc que la perspective de l'opération avait entraîné.

Après un traitement d'un mois, les règles suivantes furent normales accompagnées de douleurs bénignes. Quand elle retourna à l'hôpital pour examen, le chirurgien s'étonna de ne plus trouver trace d'ulcère, seulement une cicatrice qui montrait qu'il y avait bien eu ulcère. Opération annulée.

Femme 76 ans, veuve. Trois semaines avant de venir à la consultation avait fait une chute , cheville foulée, visage tuméfié et une vieille arthrite s'était réveillée dans son dos à la suite de cette chute. Dit avoir perdu la confiance en elle-même pour marcher, ne peut envisager de prendre l'autobus ou de sortir de chez elle. «Je n'ai pas peur mais j'ai perdu ma confiance en moi, si vous comprenez la différence».

D - Mélèze pour lui redonner confiance en elle-même.
Étoile de Bethléhem pour contrebalancer les effets du choc de la chute.

Un mois plus tard, elle avait repris confiance et fut fort étonnée de se trouver guérie de troubles pulmonaires dont elle souffrait depuis un an.

– – – –

Jeune garçon 8 ans. Fragile de naissance, souffre depuis la naissance d'eczéma avec démangeaisons autour des genoux, souffle court et apathie. Craint d'aller au cinéma et n'aime pas entendre les histoires qui finissent mal. Très effrayé à l'idée de dormir seul et dort rarement une nuit d'affilée.

D - Muscade pour les peurs et les anxiétés.
Clématite pour l'apathie générale.

Un mois plus tard sa mère nous fit savoir qu'il allait un peu mieux, l'eczéma était en régression mais il dormait toujours difficilement.

Le mois suivant, elle nous écrivit : «Il va beaucoup mieux. Il dort maintenant la nuit entière et dans une chambre tout seul, ce qu'il n'avait jamais pu faire».

Trois mois plus tard, l'eczéma avait entièrement disparu.

– – – –

Femme 45 ans mariée. Souffre de mélancolie profonde, crises aigues qui viennent sans raison apparente. Pendant les crises se sent absolument seule et dépourvue de toute aide possible. Quand elle demanda notre aide, souffrait de lumbago aigu qui l'obligeait à garder le lit. Ceci augmentait sa tension nerveuse parce qu'il était vital qu'elle retourne à son travail rapidement.

D - Moutarde pour les dépressions noires.
Impatience pour la tension qui causait une telle douleur.
Elle nous écrit une semaine plus tard : «Le traitement me fait vraiment du bien. Je ne souffre plus du dos et je peux retourner à mon travail».

– – – –

Homme de 70 ans veuf. Sa vie a été des plus difficiles ces 40 dernières années ; chagrins, désappointements et chocs divers qu'il avait essayé de supporter vaillamment et sans désespoir. Mais quand sa femme mourut il pensa être arrivé au bout de sa résistance et ne plus pouvoir supporter le «stress» de la vie. Était désespéré, déprimé, esseulé et apathique. Il pensait qu'il n'y avait plus rien de valable. A la consultation sa santé était bonne, à part une constipation chronique qui l'amenait à prendre un laxatif quotidiennement.

D - Châtaignier comme remède type pour la dépression et l'apathie.

Un mois plus tard, progrès encourageant : «La dépression s'estompe. Je suis heureux de pouvoir le dire. Je vois le jour poindre à nouveau et ma foi revient». Il continua le traitement pendant deux mois et nous écrivit : «La dépression est pour ainsi dire terminée et la constipation s'est améliorée au delà de ce que je pouvais espérer. Je ne prends plus de laxatif. Le plus important est encore d'avoir retrouvé la tranquillité d'esprit».

– – – –

Le cas suivant vient des archives du Dr. F. Wheeler.

Homme, quarantaine, très tendu, énergique et entier dans ses opinions. Avait une douleur spasmodique dans l'aine gauche pendant des années. Le diagnostic original était flatulence, mais en fait une radio révéla un caillou dans le rein gauche. Refusait l'opération. Ceci se passait en février 1933. Quand il vint me voir en octobre, il avait trois attaques par semaine. Il ne pouvait rester calme au lit à cause de la douleur.

D - Je lui donnai Agrimoine à cause de la torture mentale et Impatience pour la tension. La douleur s'atténua et il put reprendre le travail. Cinq jours plus tard, recrudescence de la douleur et il fut très éprouvé durant la nuit.

Cette fois j'ajoutai Verveine pour sa tension et sa ferme volonté et sa détermination à ne pas abandonner. Ajonc pour la sensation d'être dans un état désespéré. Ceci se passait à 9 heures du matin, un peu plus tard, je reçus un petit mot de lui disant « vers 10h30 j'ai été aux toilettes pour uriner, une pierre passa. J'ai appelé chez vous en rentrant de mon travail. Il était retourné au travail environ une heure et demie après avoir pris Verveine. Il me porta la pierre qui faisait environ 3 grains. A part un léger inconfort après le passage de la pierre, il se sentait bien. Deux mois plus tard, il nous écrit : «Je me sens mieux que jamais et je n'ai plus de moments de dépression ou de désespoir. » Au dernier rapport en 1951, il n'avait pas eu d'ennuis.

— — — —

Homme 65 ans docteur. Très déterminé et autoritaire, un excellent docteur. Il insistait pour que tant sa famille que ses patients lui obéissent implicitement, et le plus souvent sans justification. Souffrait d'un lumbago du côté droit et de crampes dans les mollets. En même temps sévère attaque d'influenza avec une forte fièvre. Son seul souci était les patients dont il ne pouvait pas s'occuper.

D - Vigne comme remède type pour sa nature autoritaire.

Orme parce qu'il se sentait manquer à ses responsabilités vis à vis de ses patients, Hélianthème pour la gravité de sa condition et la forte fièvre.

Deux jours après le traitement la température était redevenue normale, il avait meilleure mine et son lumbago était moins douloureux. Charme fut ajouté à la préparation pour lui donner des forces. Une semaine plus tard, il put reprendre son travail. Il n'y avait plus de douleurs dans les jambes et dans le dos, et ajouta sa fille «il est devenu bien plus gentil».

— — — —

Homme de 48 ans. Homme d'affaires, très occupé par plusieurs sociétés, soucis de famille et autres responsabilités. Apparence tranquille. Souffre depuis plusieurs années de sinusite et catarrhe du nez et de la gorge. Son état nécessitait l'aide d'un inhalateur continuellement et particulièrement la nuit, sans cela il ne pouvait pas dormir, ne pouvant respirer par le nez. Malgré toutes ses difficultés, n'avait pas manqué une journée de travail et luttait sans cesse pour «tenir le coup». A essayé plusieurs traitements avec plusieurs spécialistes, condition qui revient chaque hiver, perd l'espoir d'être jamais guéri.

D - Chêne comme remède type pour ses efforts courageux pour tenir.
Pomme sauvage comme nettoyeur.
Charme pour lui donner de la vitalité et de la force.

Un mois plus tard pouvait se passer de l'inhalateur, et respirer par le nez la nuit. Un mois plus tard n'avait plus de catarrhe pour ainsi dire. Un mois plus tard, guérison. Nous écrivit quelques années plus tard pour nous dire qu'aucun des symptômes n'était réapparu.

— — — —

Femme 46 ans célibataire. Nombreuses maladies les années précédentes. Mécontente de son travail parce qu'elle avait trop à faire. Sa mère était invalide et elle était le seul soutien de sa plus jeune sœur. Quand elle vint à la consultation, elle était à bout. Elle souffrait de palpitations, voyait des points devant ses yeux et souffrait de bourdonnements d'oreilles continuellement. Se sentait si épuisée de corps et d'esprit qu'elle pensait craquer à tout instant.

D - Olive pour l'épuisement total.

Elle suivit le traitement pendant deux mois. Sa force revint, les palpitations, points, et bourdonnements disparurent. Elle pouvait à nouveau travailler sans fatigue et tenir tête à son employeur trop exigeant.

– – – –

Jeune femme mariée. Avait adopté deux garçons jumeaux de 4 ans. Pleins de vie, ceux-ci l'épuisaient, elles ne pouvaient les suivre. Elle essayait cependant parce qu'elle les aimait beaucoup. Elle s'en voulait et se reprochait son impatience et son irritabilité. Elle ne pouvait pas dormir la nuit à cause de la tension nerveuse et était épuisée durant le jour. Développa une mastitis du sein qui l'ennuyait beaucoup.

D - Pin Sylvestre pour la culpabilité.
Impatience pour l'irritabilité et l'impatience.

Un mois plus tard, la mastitis était guérie, elle ne se faisait plus de reproches et ne s'impatientait plus avec les jumeaux.

– – – –

Homme 39 ans artiste de profession. Souffre depuis un an d'une éruption irritante sur les mains, les bras et les jambes. Les traitements essayés n'avaient pas apporté d'amélioration. S'était résigné à sa condition «incurable». Son père était mort d'un cancer au moment où l'éruption s'était déclarée. Il ne s'était pas senti écrasé sur le coup nous dit-il, mais frustré et irrité par son sort.

Maintenant, il ne s'intéressait plus à son travail qui pourtant lui plaisait beaucoup et lui permettait de gagner sa vie.

D - Folle Avoine pour sa résignation et le manque d'intérêt dans son travail.

Pomme sauvage comme nettoyeur de son corps et du mental.

Étoile de Bethléhem parce qu'il avait reçu un choc à la mort de son père.

La réaction au traitement fut rapide. Quatre semaines plus tard, il nous écrivait : «Il y a eu d'abord une aggravation mais après 16 jours l'éruption a disparu entièrement. Ma seule crainte maintenant est qu'elle puisse revenir». Gentiane fut alors ajoutée à la préparation pour l'aider à vaincre le doute de sa guérison. Deux ans plus tard, il nous écrivait : «Je n'ai jamais eu de problèmes de peau depuis que j'ai suivi votre traitement».

— — — —

Femme 38 ans mariée. Son mari souffrait d'une dépression nerveuse et son fils de six ans était diabétique. «Je suis en fait fatiguée et malade depuis un an et l'autre jour je n'avais plus aucune sensation dans ma jambe droite, de la hanche à la cheville. Je suis toujours inquiète pour mon mari et pour mon fils. S'ils sont hors de ma vue, je pense à ce qui peut leur arriver. Chaque matin quand je me réveille, je me demande si mon fils est dans un état pire».

D - Marronnier rouge pour son anxiété anormale au sujet de son mari et de son fils.

Verveine pour la tension et le stress.

Deux mois de traitement. La circulation revint dans la jambe, puis le sommeil s'améliora. Bien que son mari soit hospitalisé, elle était moins inquiète qu'à l'ordinaire. Se sentait plus forte et optimiste, et envisageait d'avoir un autre enfant pour que son fils ait un compagnon de jeux.

— — — —

Homme quarantaine. Hospitalisé, état critique, paralysie intestinale à la suite d'une opération abdominale grave. A cause de sa grande terreur, que la panique et la terreur de sa femme ne faisaient qu'amplifier, on lui donna une gorgée de Hélianthème toutes les 10 minutes. Une demie heure après la première dose, l'action peristaltique était revenue et il eut une selle normale. Cela lui sauva la vie. Il lui fut ensuite donné un traitement par rapport à ses états d'être et il guérit tout à fait.

– – – –

Homme 54 ans. Homme d'affaires. Les 18 derniers mois souffrait d'une douleur grandissante dans la nuque qui lui prenait la tête et l'oreille gauche. Une radio révéla une spondylitis et il était en traitement chez un osteopathe. De nature active, impatiente, réfléchi, il aimait et recherchait le calme. Poursuivait de grands idéaux, et se refusait beaucoup de joies de la vie, de crainte que cela ne retarde son progrès spirituel. Se comparait à un taureau, prêt à faire face et à défendre ses hauts principes qu'il s'était donné. Appliquait cet idéalisme à son travail et prenait ses responsabilités très sérieusement.

D - Eau de Roche pour sa discipline de fer.
Impatience pour sa nature impatiente.
Orme parce qu'il prenait ses responsabilités de travail trop au sérieux. L'amélioration fut lente, mais après deux mois la raideur dans le cou avait diminué et il pouvait rire à nouveau. Il continua le traitement encore plusieurs mois. Il eut alors des difficultés dans son travail et la raideur dans la nuque réapparut, il était paniqué. Hélianthème fut ajouté pour la terreur, et Étoile de Béthlehem pour le choc. A la visite suivante, il nous dit qu'il pensait la douleur causée par l'orgueil parce qu'il s'énorgueillisait de son idéal de vie et de son travail. Violette d'eau fut ajoutée à la préparation.

Il nous écrivit que le progrès était lent mais certain. Il ne souffrait plus ni de son cou ni de son épaule, malgré le jardinage et «Je voudrais vivre calmement à la campagne. Je n'ai plus l'ambition de réussir dans les affaires, mais je veux profiter de ma famille et de ma maison». Sa femme nous écrivit qu'il était transformé, les douleurs avaient disparu, il était devenu aimable, et prévenant, sans impatience et avait même modifié ses idéaux impossibles.

– – – –

Femme 50 ans mariée. Elle passait par la ménopause et avait des bouffées de chaleur. Cela la gênait dans son travail d'assistante sociale. Elle nous dit qu'elle était sous l'influence d'autres personnes qui essayaient de la convaincre de prendre du repos ce qu'elle ne voulait pas faire en dépit des pressions que l'on exerçait sur elle.

D - Noyer pour contrebalancer la pression des autres personnes et pour le changement dans sa condition physique qui perturbait la routine de sa vie normale. Noyer est le remède qui neutralise l'effet de tout changement interférant avec les activités normales de la vie d'un être humain. Ces changements peuvent être dus à l'adolescence, la ménopause, une poussée dentaire, ou même une nouvelle belle-mère. Six semaines plus tard, elle nous écrivait : «La préparation a fait des merveilles pour moi. C'est comme un rêve, je me sens une nouvelle femme et je n'ai plus de bouffées de chaleur».

– – – –

Femme de 50 ans célibataire. Physiothérapiste. De nature très efficace, tranquille, capable, responsable et un peu distante. Vient à la consultation pour une grosse verrue marron derrière l'oreille. Cela la préoccupait et elle pensait qu'elle pouvait être maligne. Cette grosseur ne lui faisait pas peur mais elle voulait s'en débarrasser au plus vite sans opération.

D - Violette d'Eau comme remède type à cause de son attitude distante.

Pomme sauvage pour nettoyer son corps et son esprit. Elle revint un mois plus tard pour nous montrer que la verrue avait séché et disparu complètement.

Enfant de 12 ans. Nous dit avoir une drôle de sensation dans l'estomac. Garçon manquant de confiance en lui-même et constamment «ennuyé». Ne sachant jamais quoi faire, et incapable de décider quoique ce soit.

D - Alène pour l'indécision.
Mélèze pour son manque de confiance.

Il commença à s'améliorer mais la douleur dans l'estomac lui revint. Gentiane fut ajouté à la préparation pour contrabalancer le découragement et la dépression. Un mois plus tard sa mère nous fit savoir : «Il est tout à fait bien et stable. Il a même décidé de rejoindre les scouts».

– – – –

Femme quarantaine mariée. Nous écrit : «Je traverse une période de chagrin inexplicable. Celui que j'aime le plus au monde se meurt d'un cancer».

D - Étoile de Béthlehem à cause du choc.
Chicorée, son amour et son chagrin avait une nuance de possessivité et cet état d'esprit ne pouvait ni l'aider elle ni son ami. Elle nous écrivit peu de temps après : «Ce fut merveilleux. J'ai pleuré et la sensation de désolation s'en est allée. »

– – – –

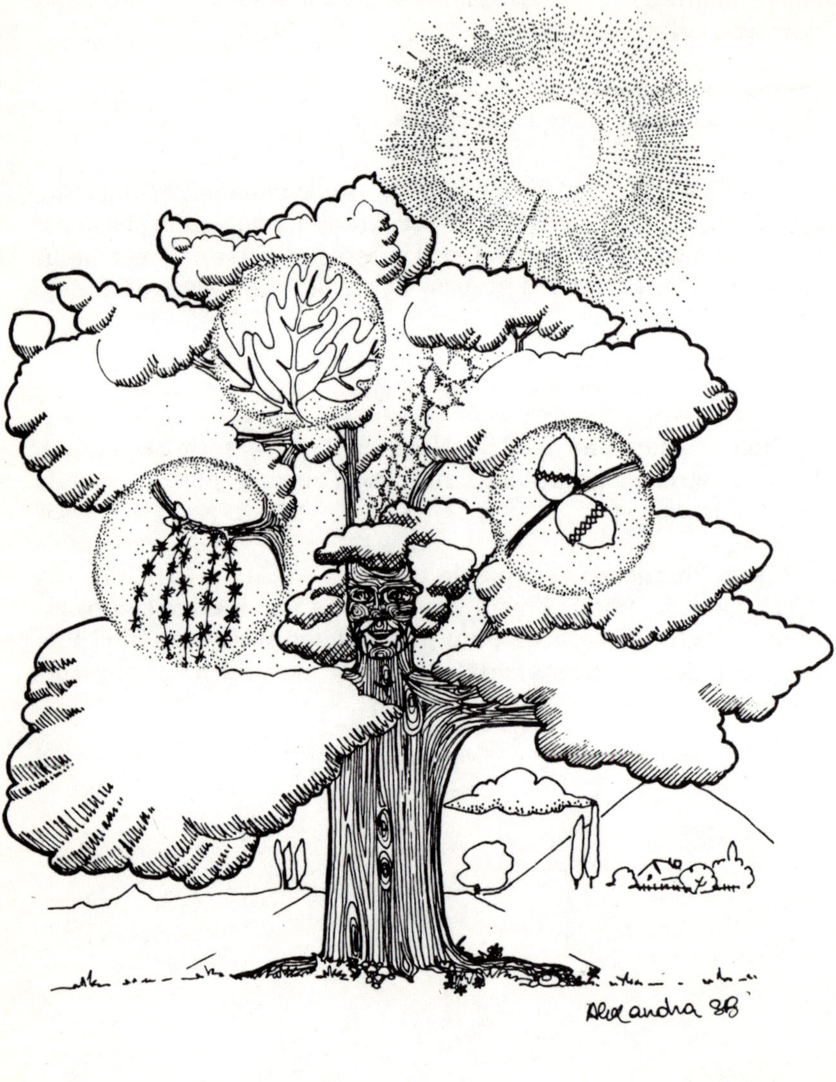
Alexandra 88

CHAPITRE VII

NOUS SOMMES LE DOCTEUR ET LA PHARMACIE

Il appartient à chacun de découvrir et de savoir soi-même, quelle est la voie que veut choisir son cœur et de prendre alors cette voie en y mettant toutes ses forces. (Ray Bounam)

Nous avons en nous tous les «KIT» nécessaires pour nous réparer et voguer à nouveau dans les eaux claires et saines. Vient le temps où nous pourrons nous soigner par la pensée, sans «vouloir», le seul fait de nous projeter par la pensée face à nous-même et de rayonner d'amour envers l'humain (gangue du Divin) que nous sommes aura tout pouvoir de guérison.

Nous sommes la gangue qui protège le diamant qui grossit dans le silence et les ténèbres. Vient le temps où il brillera de tous ses feux au grand

SOLEIL DE LA JOIE

Travaillons chacun de nous, à ne plus avoir honte, peur, orgueil de nous-même, à nous aimer tels que nous sommes ; ignorants encore, mais si riches de bonne volonté. Ce petit clignotement d'amour dans notre cœur, en appellera un plus grand d'En-Haut et notre «Moi Divin» alors délivré aura «toute puissance pour soumettre les esprits animaux de notre personnalité» nous conduisant vers la santé.

Richard Bach (Jonathan Livinstone le Goéland) explique ainsi le message qu'il a voulu transmettre : «... découvrez ce que vous aimeriez faire et faites tout votre possible pour y parvenir».

« Beaucoup n'ont pas d'idée pour atteindre la porte exacte du repentir par laquelle ils peuvent retourner à Dieu. Cependant, en récitant les psaumes, l'on peut atteindre la porte du repentir qui appartient à notre âme propre».
(Rabbi Nachman de Bratzlav - Likuyey Etzoth)

Faites ce que vous avez envie de faire, cela ne veut pas dire à nous l'anarchie. Seuls les passionnés de la Grande Liberté savent combien elle est synonyme de responsabilité. La connaissance écologique actuelle commence à peine à nous montrer l'interaction d'un règne à l'autre.

LA LIBERTÉ EST UNE TERRIBLE ÉPÉE DE FEU
QUI S'APPELLE RESPONSABILITÉ.

et qui grandit à la mort de l'ignorance.

Quand je sais qu'un état d'être négatif engendre un malaise physique, je me dois à moi-même de travailler à le vaincre en le transmutant en son opposé.

Quand je sais qu'un défaut ne peut naître que de l'excès d'une qualité opposée, j'encouragerai cette qualité chez mon prochain afin de l'aider à gommer ce défaut.

Nous sommes tous des créateurs et nous pouvons aider la force de la confiance à renaître en chacun. Nous sommes TOUS des créateurs qui peuvent changer notre marécage intérieur jusqu'à l'océan bouillonnant de vie et de chants et de lumière dans l'harmonie.

NOUS SOMMES TOUS DES CRÉATEURS

Les HARMONISANTS d'Edward Bach sont l'offrande d'un vétéran de la liberté / responsabilité aux débutants afin que nous rallumions les étincelles de la joie dans nos yeux résignés, afin que nous chantions à pleines cellules

LA VIE

et que nous la respections chez l'autre en nous, jusqu'au silence qui chante.

La vraie SANTÉ c'est la JOIE pure.

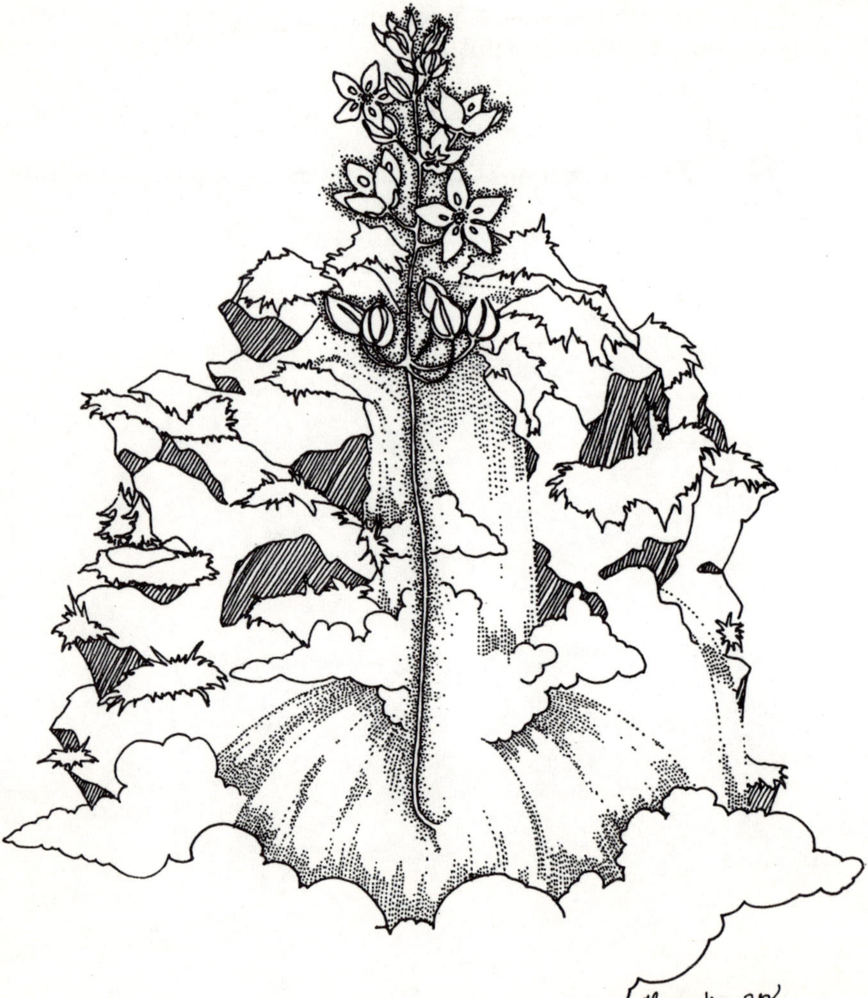
Alexandra SB

CHAPITRE VIII

RÉFLEXIONS D'UNE HARMONISATRICE (après 12 ans de pratique)

Il y a un état de santé «central» qui est en fait celui que nous recherchons et qui s'appelle «HARMONIE». Cette harmonie est tirée de son centre vers l'excès positif ou négatif d'une de ses qualités (ex. le sur-enthousiasme généreux de Verveine et l'excès de patience de Ajonc ou l'excès de serviabilité de Centaurée).

Lorsque l'harmonie est menacée sur un plan positif A, elle l'est également sur le plan négatif A'.

Par exemple, Ajonc / Verveine.

C'est-à-dire que le patient dont l'harmonie / santé a été attaquée par la porte positive va souvent réagir en basculant par la porte négative correspondante (et vice-versa) avant de retrouver son équilibre. Passant - éventuellement - du désespoir à l'enthousiasme.

Que de convalescents éperdus de joie après un traitement positif avec «Olive» qui foncent ainsi et s'épuisent. Le thérapeute ayant quelque pratique peut bien sûr avoir prévu une telle réaction du patient d'après son caractère de base, et déjà inclus «Impatience» pour qu'il accepte de laisser les choses aller leurs cours normal sans vouloir à tout prix précipiter.

La thérapie que je décris ci-dessous est basée sur un traitement de trois harmonisants, et a pris sa source dans une remarque fort exacte que m'avait fait le Dr. Daniel Elliot quant à ces deux excès opposés.

Mais quel remède utiliser, alors, pour tenir lieu de catalyseur, de point central de l'équilibre ?

Un individu vient en consultation, visiblement épuisé par une longue suite de difficultés ; nous prescrivons «Olive». Celui-ci se sentant mieux après quelques semaines, se surmène dans l'enthousiasme, nous prescrivons «Verveine».

Si nous avions été plus perspicaces, nous aurions pu donner «Chêne» tout de suite et sentir que la fatigue venait d'un surcroît de travail et d'une attitude généreuse vis à vis de l'aide aux autres.

Les deux façons d'agir sont justes et arriveront au résultat par des voies différentes, comme un enfant peut sauter les marches ou descendre marche par marche l'escalier suivant les jours.
C'est pourquoi chaque thérapeute aura «sa» thérapie ou plutôt sa façon d'approcher les difficultés, et toujours s'il sait absolument écouter le consultant et recevoir les souhaits de celui-ci, son diagnostic sera juste et efficace.

Demandez-vous toujours : «Que souhaite-t-il ?» Peut-être voudriez-vous qu'il améliore son aptitude à vaincre le découragement d'abord, mais lui veut se débarrasser de la peur du noir. Sachez l'écouter et collaborer avec lui, alors ce travail deviendra vraiment intéressant pour les personnes concernées ; elles se sentiront AGIR, travailler avec elles-mêmes, sur elles-mêmes, participer : C'EST VITAL.

C'est à chacun d'apprendre, de noter chaque cas, de réfléchir. Évitez toujours de toute façon, de mettre trop de «gouttes» dans un seul traitement, voyez ce qui semble le plus urgent pour ce patient.

Je propose également aux personnes qui viennent pour être conseillées, de travailler ensemble sur tel ou tel bloquage. Il faut alors bien écouter la conversation pour trouver quelle est la racine de cette paresse (cela peut aller de la certitude de l'échec, aux pensées qui sont ailleurs, ou dans le passé), si vous avez choisi de travailler la paresse.

CONCLUSION

Les exemples pré-cités ne sont là que pour vous montrer la versatilité de cette thérapie d'harmonisation. Elle vous permet d'être créatif dans votre façon d'attaquer le blocage, tout comme l'acupuncteur peut attaquer un blocage énergétique en tonifiant un point donné, ou en en apaisant un autre complémentaire ; et ainsi naît une vraie relation de Consultant / Thérapeute où ensemble nous apprenons sur la vie et donc sur nous-mêmes.

INDEX

remède pages pour troubles/pages pour qualités

TABLE DES MATIERES

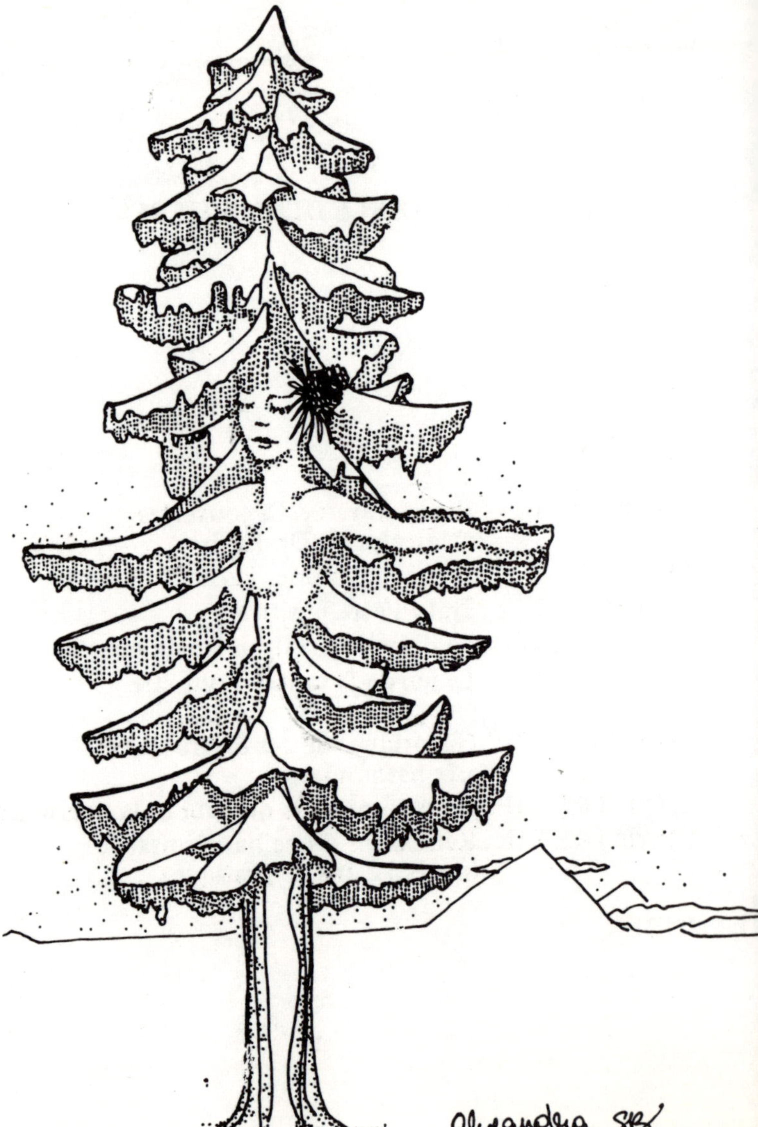
alexandra

NOMS ANGLAIS, FRANÇAIS ET BOTANIQUE DES PLANTES UTILISÉES PAR LE Dr BACH

* AGRIMONY (Aigremoine)	*Agrimonia eupatoria*
ASPEN (Tremble)	*Populus tremula*
BEECH (Hêtre)	*Fagus sylvatica*
* CENTAURY (Centaurée)	*Centaurium umbellatum*
* CERATO (Plumbago) ...	*Ceratostigma villmottiana*
CHERRY PLUM (Prunus)	*Prunus cerasifera*
CHESTNUT BUD (Bourgeons de marronnier)	*Aesculus hippocastanum*
* CHICORY (Chicorée sauvage)	*Cichorium intybus*
* CLEMATIS (Clématite) .	*Clematis vitalba*
CRAB APPLE (Pomme sauvage)	*Malus pumila*
ELM (Orme)	*Ulmus procera*
* GENTIAN (Gentiane) ...	*Gentiana amarella*
GORSE (Ajonc-genêts) .	*Ulex europoeus*
HEATHER (Bruyère) ...	*Calluna vulgaris*
HOLLY (Houx)	*Ilex aquifolium*
HONEYSUCKLE (Chèvrefeuille)	*Lonicera caprifolium*
HORNBEAM (Charme) .	*Carpinus betulus*
* IMPATIENS (Impatiens)	*Impatiens glandulifera*
LARCH (Mélèze)	*Larix decidua*
* MIMULUS (Muscade) ..	*Mimulus guttatus*
MUSTARD (Moutarde) ..	*Sinapis arvensis*
OAK (Chêne)	*Quercus robur*
OLIVE (Olivier)	*Olea europoea*
PINE (Pin sylvestre) ...	*Pinus sylvestris*
RED CHESTNUT (Marronnier rouge)	*Aesculus carnea*
* ROCK ROSE (Hélianthème)	*Helianthenum nummularium*
ROCK WATER (Eau de roche)	Voir page 118.
* SCLERANTHUS (Alène)	*Scleranthus annuus*
STAR OF BETHLEHEM (Etoile de Bethléem) ...	*Ornithogalum umbellatum*
SWEET CHESTNUT (Châtaignier)	*Castanea sativa*
* VERVAIN (Verveine) ...	*Verbena officinalis*
VINE (Vigne)	*Vitis vinifera*
WALNUT (Noyer)	*Juglans regia*
* WATER VIOLET (Violette d'eau)	*Hottonia palustris*
WHITE CHESTNUT (Fleur de marronnier blanc	*Aesculus hippocastanum*
WILD OAT (Folle avoine)	*Bromus ramosus*
WILD ROSE (Eglantine)	*Rosa canina*
WILLOW (Saule)	*Salix vitellina*

Les Harmonisants (Flower Remedies) préparés par le Bach Centre d'Angleterre ainsi que les principaux livres en anglais (dont Heal Thyself) sont distribués en France par :

LASSERRE S.A.
B.P. 15
Les Fougères
33650 Labrede
Tél. 56 20 33 66

en Angleterre :

Bach Centre
Mount Vernon
Sotwell, Wallingford
OX 10 OPZ - England

LE SOUFFLE D'OR A DÉJÀ PUBLIÉ :

Collection FINDHORN :

RÉVÉLATION
LA VOIX DES ANGES
AMOUR ET IDENTITÉ
LUMIÈRE VERS 1990 (épuisé)
CONSCIENCE ET CRÉATIVITÉ
JEUX NOUVEAUX DE GROUPE
SEMENCE D'ÉTOILE
ÉMERGENCE
LES BATISSEURS DE L'AUBE

Collection SOUFISME :

UN THÈME DE MÉDITATION POUR CHAQUE JOUR
LE GRAND CYCLE DE L'AME

Collection SANTÉ :

ALGUES ET SANTÉ (épuisé)
FLEURS ET SANTÉ
YOGA-NIDRA ET COULEURS DE SANTÉ (épuisé)

Collection LUMIÈRE ET CONNAISSANCE :

GUÉRISON DANS LE NOUVEL AGE
LES SEPT RAYONS ET L'ASTROLOGIE

Collection CHRYSALIDE :

LE MASSAGE MÉTAMORPHIQUE
CRISTAL DE VIE
VIVEZ DANS LA LUMIÈRE
ELIXIRS FLORAUX ET MÉDECINE VIBRATOIRE

HORS COLLECTION :

LE GUIDE DE L'ÉDUCATEUR NATURE
L'HOMME AUTREMENT

LE SOUFFLE D'OR - B.P. 3 - 05300 BARRET LE BAS

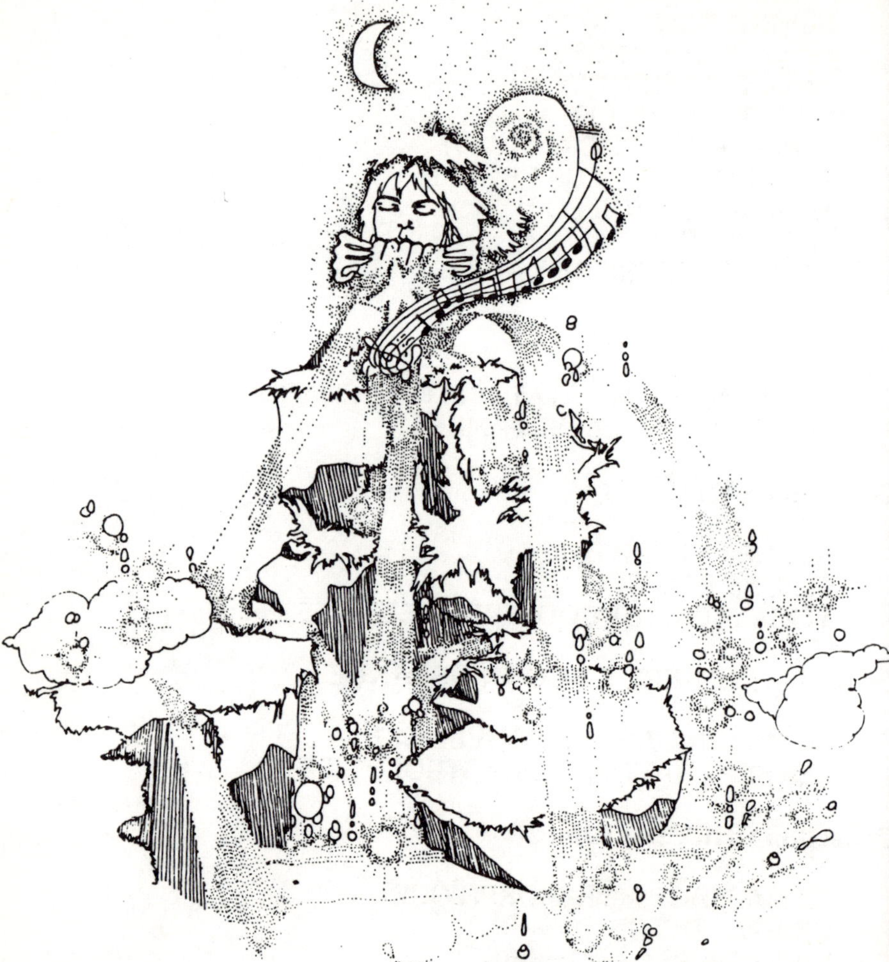
Alexandra SB